人类中枢神经系统重大疾病灵长类动物模型手术解析

初晨宇 饶军华◎主编

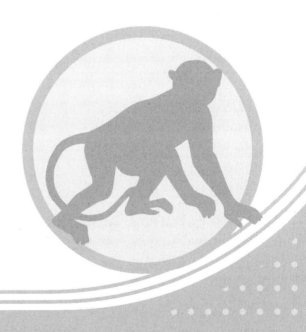

中山大学出版社
SUN YAT-SEN UNIVERSITY PRESS

·广州·

图书在版编目（CIP）数据

人类中枢神经系统重大疾病灵长类动物模型手术解析/初晨宇，饶军华主编 . —广州：中山大学出版社，2021.4

ISBN 978 - 7 - 306 - 07098 - 2

Ⅰ. ①人… Ⅱ. ①初… ②饶… Ⅲ. ①中枢神经系统疾病—医用实验动物—试验模型—外科手术—研究 Ⅳ. ①R741.05

中国版本图书馆 CIP 数据核字（2021）第 010793 号

出 版 人：王天琪

策划编辑：鲁佳慧

责任编辑：鲁佳慧

封面设计：林绵华

责任校对：吴茜雅

责任技编：何雅涛

出版发行：中山大学出版社

电　　话：编辑部 020 - 84111996，84113349，84111997，84110779

　　　　　发行部 020 - 84111998，84111981，84111160

地　　址：广州市新港西路 135 号

邮　　编：510275　　　　传　真：020 - 84036565

网　　址：http://www.zsup.com.cn　　　E-mail：zdcbs@mail.sysu.edu.cn

印 刷 者：佛山市浩文彩色印刷有限公司

规　　格：850mm×1168mm　　1/16　　7.25 印张　　180 千字

版次印次：2021 年 4 月第 1 版　　2021 年 4 月第 1 次印刷

定　　价：45.00 元

如发现本书因印装质量影响阅读，请与出版社发行部联系调换

本书编委会

主　编：初晨宇　饶军华

副主编：张洪钿　杨　威　张旺明

编　委（以姓氏笔画为序）：

王鼎鼎（广东医科大学）

邓明珠（广东医科大学）

庄晓吉（广州隆泽生物科技有限公司）

刘贻颜（广东省科学院动物研究所）

江艺琴（广东医科大学）

汤润民（广东医科大学）

孙云霄（广东省科学院动物研究所）

杨　威（广东莱恩医药研究院有限公司）

李比海（广东省科学院动物研究所）

李青茜（广东医科大学）

李岳峰（广东蓝岛生物技术有限公司）

肖田胜（广州隆泽生物科技有限公司）

初晨宇（解放军第九六〇医院 ）

张旺明（南方医科大学珠江医院）

张洪钿（解放军总医院第七医学中心）

张剑凯（广东医科大学）

林树锽（广东医科大学）

饶军华（广东省科学院动物研究所）

桂　剑（南方医科大学珠江医院）

徐　强（广州中医药大学顺德和平外科医院）

梁自豪（广东蓝岛生物技术有限公司）

颜　青（湖南省株洲市中心医院）

秘　书：徐世千（广东莱恩医药研究院有限公司）

前　　言

　　人类许多重大疾病至今仍然没有被攻克，新的疾病，如新型冠状病毒肺炎（COVID-19）等又不断出现，它们严重威胁着人类的健康和生活。其中，中枢神经系统疾病在人类重大疾病中占有重要地位。无论是死亡率和致残率都居高不下的脑卒中、高血压病，还是给社会和家庭带来巨大负担的脊髓损伤、帕金森病等疾病，都使人类面临前所未有的巨大挑战。探明其确切的发病机理、研发有效的治疗药物、寻找安全的防治措施，是人类攻克这些疾病的必经之路。而完成这些的前提是：我们必须依赖于大量可靠的动物模型来获得珍贵的科研数据和实验结果。由于人类中枢神经系统高度发达，使得中枢神经系统疾病动物模型较其他系统疾病动物模型有更高的要求。受限于中枢神经系统解剖和功能上的巨大差异，非灵长类动物制备的疾病模型不能满足某些特殊研究的需要。非人灵长类（non-human primates，NHPs）是人类的近亲，无论在解剖还是在功能上，都与人类相似度最高。因此，人类重大疾病灵长类动物模型是目前世界上公认最好的、最可靠的人类疾病动物模型，是人类认识重大疾病、战胜重大疾病的杀手锏。

　　欧美等发达国家每年都有大量灵长类动物模型被应用于生物医药研究领域，有力地促进了其生物医药的发展。近年来，我国在基因编辑人类疾病（特别是神经系统疾病）灵长类动物模型研发领域取得了举世瞩目的成就，奠定了我国在该领域的领先优势。应用非手术方法（如基因技术、药物干预、生物节律干扰等）建立某些人类自发性或遗传性重大疾病灵长类动物模型已获得成功；但对于多数损伤性模型来说，传统的手术方法制作目前仍占主导地位，不能被取代。

　　随着社会经济发展和科技进步，生物医药领域对人类重大疾病灵长类动物模型的需求逐渐增多，对模型的相似性、可靠性、稳定性要求也越来越高。因此，如何制作能够满足不同科研需求的高质量灵长类动物模型已成为许多研究领域的关键环节。目前，在人类中枢神经系统重大疾病灵长类动物模型的手术制作方面还没有图文并茂的图书出版供同行借鉴。为此，我们通过长期实践，在大脑中动脉闭塞、神经源性高血压、脊髓损伤、帕金森病等人类中枢神经系统重大疾病灵长类动物模型的手术制作方面积累了一些经验，拓展了模型应用范围，提高了模型制作的成功率，降低了模型动物的死亡率。同时，通过术式改进及术后护理方法的优化，手术创伤及术后并发症得以减少，动物福利也有了显著改善。我们将这些灵长类模型制作的心得体会编写成书，希望能够为相关领域研究和工作人员提供参考。同时，也期望通过人类中枢神经系统重大疾病灵长类动物模型制备的技术推广，为我国创新药物（特别是生物药）的临床前药效评价提供高质量、标准化的人类中枢神经系统重大疾病灵长类动物模型。

鉴于我们的知识和能力有限，模型制作过程中可能有不完备之处，本书编写中可能有欠缺甚至错误，希望读者包涵指正。

编者
2020 年 9 月于广州

目 录
CONTENTS

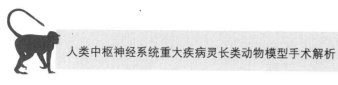

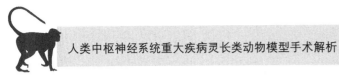

第一章　灵长类动物

第一节　概　　述

灵长类在动物分类中属于灵长目，包括原猴、猴、猿和人。灵长目通常可以分为两大类或两个亚目，即低等灵长类（或原猴亚目）和高等灵长类（或猿猴亚目）。人类属于高等灵长类，非人灵长类（non-human primates，NHPs）指的是除人类以外的灵长类动物，NHPs 一般分为 11 科 58 属 192 种，主要分布在南北回归线的亚洲东南部、非洲和中南美洲。

NHPs 有近 200 种，包括接近人类的长臂猿、猩猩，以及应用最多的猕猴属动物（主要包括食蟹猴、猕猴）。它们是人类的近亲，在组织结构、生理和代谢机能等方面同人类高度相似，基因同源性高达 75.0%～98.5%，应用此类动物最易模拟出人类疾病（中枢神经系统疾病、代谢系统疾病、心脑血管疾病等）动物模型，开展人类疾病发病机理研究及创新药物的临床前药效评价研究，是一种极为珍贵的甚至是不可或缺的重要实验动物，其科研价值远高于非灵长类动物。

一、生物医学研究中常用灵长类动物

（一）食蟹猴

食蟹猴（图 1-1）学名 *Macaca fascicularis*，英文名 cynomolgus monkey，属哺乳纲灵长目类人猿亚目狭鼻组猴科（Cercopithecidae）猕猴属（*Macaca*）。食蟹猴又名长尾猴、爪哇猴，主要分布于东南亚及非洲，越南、老挝、柬埔寨、印度尼西亚、缅甸、泰国及非洲的毛里求斯是其主要原产地。食蟹猴有 10 个亚种：食蟹猴泰国亚种（*Macaca fascicularis atriceps*）、食蟹猴缅甸亚种（*Macaca fascicularis aurea*）、食蟹猴越南亚种（*Macaca fascicularis condorensis*）、食蟹猴指名亚种（*Macaca fascicularis fascicularis*）、食蟹猴锡默卢亚种（*Macaca fascicularis fusca*）、食蟹猴爪哇亚种（*Macaca fascicularis karimondjawae*）、食蟹猴苏门答腊亚种（*Macaca fascicularis lasiae*）、食蟹猴菲律宾亚种（*Macaca fascicularis philippinensis*）、食蟹猴婆罗洲亚种（*Macaca fascicularis tua*）、食蟹猴尼科巴亚种（*Macaca fascicularis umbrosa*）。食蟹猴主要栖息于有红树林的沼泽地或近海森林。我国海南、广东、广西、云南也非常适合食蟹猴的驯养繁殖，截至 2019 年年底，我国人工驯养的食蟹猴存栏总量约 25 万只，位居全球之首。

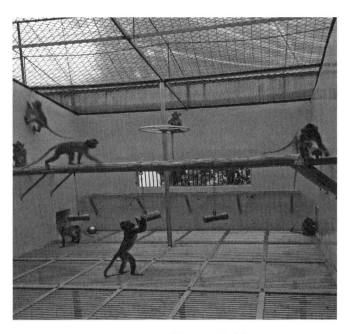

图 1-1 人工驯养条件下的食蟹猴

（广东省科学院动物研究所 NHP 研究组提供）

1. 一般特征

食蟹猴体型中等且匀称；毛色黄、灰、褐不等，腹毛及四肢内侧毛色浅白；冠毛后披，面带须毛，眼围皮裸，眼睑上侧有白色三角区；耳直立且色黑；背毛棕褐色至臀部逐渐变深为深褐色，肩及前肢色泽略浅，胸腹部浅灰色，脸部、耳部肉色，臀胼胝为粉红色；四肢细长，具五指；手的拇指、脚的大趾能和其他指（趾）相对，能握物攀登；大多数种类的指（趾）端的爪部变为指甲；乳房 1 对，位于胸部；两眼朝前方，两颊有颊囊，可储存食物。

成年雄猴的体重为 5～12 kg，雌猴体重为 3.5～7.0 kg，体长为 45～60 cm，尾长与体长相当或长于体长。

食蟹猴生活习性具昼行性，其活动和觅食均在白天，群居性较强，每群猴均有 1 只最强壮、最凶猛的雄猴为"猴王"。食蟹猴具有发达的大脑，有大量的脑回和脑沟，因此聪明伶俐、动作敏捷、好奇心和模仿力极强。

2. 解剖学特点

食蟹猴的特征：①有爪的哺乳类动物；②有胎盘的动物；③有较高的眼眶；④有发达的盲肠；⑤胸部有 2 个乳房；⑥有 3 种牙齿和脱落更新的恒齿；⑦拇指与其他指头呈相反的位置；⑧脑壳有一钙质的裂缝。

食蟹猴的牙齿不仅在排列和数目方面，而且在一系列生长发育和显微结构方面，都与人类有一定的相似性。在牙齿发育的次序和数目方面与人类牙齿有共同之处。乳齿齿式为（2102/2102）×2＝20，恒齿齿式为（2123/2123）×2＝32。根据长出牙齿的顺序及齿的磨损程度可判断其年龄的大小。食蟹猴具有颊囊，颊囊是利用口腔中上下黏膜的侧壁和口腔分界的。颊囊用于贮存食物，它是因摄食方式的改变而发生进化的特征。

食蟹猴胃为单室，呈梨形，相对较人的胃大。胃底特别大，加之有发达的肝左外侧叶，使胃底部占据着左腹部较低的位置，胃的轴线呈螺旋形而不呈曲线。胃在中等充盈时，容积约为 150 mL。盲肠发达，无阑尾。肝分 6 叶，胆囊位于肝方形叶中央北侧的胆囊窝，胆囊壁薄，尾侧面被腹膜覆盖。胰横附于腹腔背侧壁上部，恰在胃后面，分胰头、胰体和胰尾 3 部分，全长 8～10 cm。肺分为左、右两肺，左肺分上叶、中叶和下叶，右肺分为上叶、中叶、下叶和奇叶。从整体看，下叶最大，上叶次之，中叶较小，右肺的奇叶最小。食蟹猴的肾不同于人的肾，左肾位置较右肾更低，这与肝的左外侧侧叶占据较大空间有关。食蟹猴的血液循环系统、神经系统、内分泌系统与人类相似。

3. 生理学特性

（1）食蟹猴进化程度接近人类，具有与人类相似的生理、生化代谢特性和相同的药物代谢酶，其代谢方式也和人类相似。

（2）食蟹猴是杂食动物，尤以素食为主。食蟹猴由于缺乏维生素 C 合成所需的左旋葡萄糖内酯氧化酶，所以自身不能合成维生素 C，所需维生素 C 必须来源于饲料。如缺乏维生素 C，内脏会发生肿大、出血和功能不全。

（3）雄猴性成熟为 3.5 岁，雌猴为 2.5 岁。雌猴为单子宫，月经周期为 28 d（变化范围为 21～35 d），月经持续期多为 2～3 d（变化范围为 1～5 d）。雌猴在交配季节生殖器官周围区域发生肿胀，外阴、尾根部、后肢的后侧面、前额和脸部等处的皮肤都会发生肿胀，这种肿胀的皮肤称为"性皮肤"。雌猴妊娠期为 165 d（156～180 d）。人工饲养条件下哺乳期约为 6 个月。食蟹猴交配不受季节限制，通常情况下，2 年可怀孕3 次，每胎 1 个，偶见双胞胎。

（4）食蟹猴视觉较人类敏感，食蟹猴的视网膜有黄斑，有中央凹，视网膜与人类十分相似，有立体感，能辨别物体的形状和空间位置；有色觉，能辨别各种颜色，并有双目视力。嗅脑不发达，嗅觉不灵敏，而听觉敏感，有发达的触觉和味觉。

（5）食蟹猴的血型主要有 A、B、AB 型，其中 A、B、AB 型分别约占 39%、33%、28%，O 型血极少。食蟹猴染色体为 $2n = 42$。

（二）食蟹猴的生理、生化参数

食蟹猴的生理、生化参数见表 1–1 至表 1–4，相关数据由广东省科学院动物研究所提供。

食蟹猴正常体温白天为 38～40 ℃，夜间为 36～37 ℃；心率为（168±32）次/分，心率随年龄增长而减慢；收缩压为（120±26）mmHg，舒张压为（84±12）mmHg，年龄大、体重大的食蟹猴血压较高，雄性比雌性高 10～15 mmHg；呼吸频率为 40（31～52）次/分，潮气量为 21.0（9.8～29.0）mL/kg，通气量为 860（310～1 410）mL/min，呼气末 CO_2 分压为（15.15±3.56）mmHg，皮肤血氧饱和度为 93%～98%；饲料要求量为每头 100～300 g/d，饮水量为每头 450（200～900）mL/d，排尿量为 110～550 mL/min，排便量为 110～300 g/d。

表 1-1　2～4 岁食蟹猴血液学各项指标测定值（♂n=30，♀n=27）

项　目	单位	公		母	
		平均值	标准方差	平均值	标准方差
白细胞计数（WBC）	$10^9 L^{-1}$	17.21	4.53	14.29	3.97
红细胞计数（RBC）	$10^{12} L^{-1}$	5.16	0.30	5.32	0.38
血红蛋白量（HGB）	g/L	123.73	7.13	124.15	9.48
红细胞比积（HCT）	%	42.26	2.57	42.89	3.08
平均红细胞体积（MCV）	fL	82.01	3.53	80.68	4.11
平均红细胞血红蛋白含量（MCH）	pg	24.00	0.83	23.34	1.07
平均红细胞血红蛋白浓度（MCHC）	g/L	292.97	10.96	289.63	10.56
血小板计数（PLT）	$10^9 L^{-1}$	354.37	76.33	402.59	82.24
红细胞体积分布宽度标准差（RDW-SD）	fL	39.93	2.95	39.91	2.79
红细胞体积分布宽度变异系数（RDW-CV）	%	13.53	0.76	13.83	1.22
血小板分布宽度（PDW）	fL	13.71	2.06	14.08	2.37
血小板平均体积（MPV）	fL	11.82	1.08	11.90	0.99
大型血小板比率（P-LCR）	%	38.12	7.51	38.42	6.65
血小板压积（PCT）	%	0.43	0.07	0.48	0.08
中性粒细胞计数（NEUT）	$10^9 L^{-1}$	3.18	1.71	5.25	2.55
淋巴细胞计数（LYMPH）	$10^9 L^{-1}$	12.53	4.45	7.57	2.60
单核细胞计数（MONO）	$10^9 L^{-1}$	1.25	0.47	1.17	0.47
嗜酸性粒细胞计数（EO）	$10^9 L^{-1}$	0.24	0.14	0.27	0.22
嗜碱性粒细胞计数（BASO）	$10^9 L^{-1}$	0.02	0.01	0.02	0.02
网织红细胞百分比（RET）	%	0.85	0.30	1.13	0.50
未成熟网织红细胞百分比（IRF）	%	16.56	5.30	16.93	6.37
低荧光强度网织红细胞比率（LFR）	%	83.44	5.30	83.07	6.37
中荧光强度网织红细胞比率（MFR）	%	7.86	4.22	10.40	5.58

续表 1-1

项 目	单位	公		母	
		平均值	标准方差	平均值	标准方差
高荧光强度网织红细胞比率（HFR）	%	8.71	5.00	6.53	4.57
中性粒细胞百分比（NEUT）	%	19.87	13.47	36.61	10.57
淋巴细胞百分比（LYMPH）	%	71.37	12.70	52.98	9.49
单核细胞百分比（MONO）	%	7.21	2.16	8.33	3.51
嗜酸性粒细胞百分比（EO）	%	1.45	0.94	1.93	1.41
嗜碱性粒细胞百分比（BASO）	%	0.09	0.04	0.15	0.11
网织红细胞计数（RET）	$10^9 L^{-1}$	43.49	15.61	59.56	25.09

表 1-2　2～4岁食蟹猴血液生化各项指标测定值（♂ n=30，♀ n=27）

项 目	单位	公		母	
		平均值	标准方差	平均值	标准方差
谷丙转氨酶（ALT）	U/L	50.60	13.27	56.89	17.07
谷草转氨酶（AST）	U/L	70.63	21.39	71.26	18.51
碱性磷酸酶（ALP）	U/L	674.17	214.49	437.93	190.29
总蛋白（TP）	g/L	67.24	4.33	72.43	5.29
白蛋白（ALB）	g/L	40.31	3.22	40.98	4.28
尿素氮（BUN）	mmol/L	8.51	1.68	8.04	1.32
肌酐（CRE）	mmol/L	62.67	10.22	64.66	11.70
血糖（GLU）	mmol/L	7.55	2.27	5.06	1.28
总胆固醇（TCHO）	mmol/L	2.89	0.46	2.90	0.59
总胆红素（TBIL）	μmol/L	2.04	0.52	2.53	1.39
肌酸磷酸激酶（CK）	U/L	233.64	92.35	222.44	196.75
γ-谷氨酰转肽酶（γ-GTP）	U/L	83.53	22.88	78.59	37.29
乙酰胆碱酯酶（CHE）	U/L	10 226	3 299	10 984	3 024
血钙（Ca）	mmol/L	2.60	0.14	2.65	0.18
乳酸脱氢酶（LDH）	mmol/L	367.70	99.76	332.48	68.41
无机磷（Pi）	mmol/L	2.23	0.52	1.89	0.35

续表1-2

项 目	单位	公		母	
		平均值	标准方差	平均值	标准方差
高密度脂蛋白胆固醇（HDL）	mmol/L	1.50	0.31	1.56	0.41
低密度脂蛋白胆固醇（LDL）	mmol/L	1.16	0.27	1.36	0.47
甘油三酯（TG）	mmol/L	0.79	0.33	0.69	0.31
血镁（Mg）	mmol/L	0.81	0.10	0.81	0.09
直接胆红素（DBIL）	μmol/L	0.53	0.20	0.80	0.48
淀粉酶（AMY）	U/L	241.53	90.78	215.07	54.61
钠离子（Na）	mmol/L	157.42	5.79	169.55	18.74
钾离子（K）	mmol/L	4.52	0.31	4.48	0.18
氯离子（Cl）	mmol/L	113.66	2.58	119.15	8.41

表1-3　2～4岁食蟹猴血凝各项指标测定值（♂$n=30$，♀$n=27$）

项 目	单位	公		母	
		平均值	标准方差	平均值	标准方差
凝血酶原时间（PT）	s	10.14	0.81	9.59	0.45
活化部分凝血活酶时间（APTT）	s	19.09	2.22	19.42	1.86

表1-4　2～4岁食蟹猴各项尿分析指标测定值（♂$n=30$，♀$n=27$）

项 目	单位	公		母	
		平均值	标准方差	平均值	标准方差
尿比重		1.0208	0.0092	1.0219	0.0085
尿pH		8.25	0.86	8.35	0.86
尿量	mL	109.9	111.4	60.7	47.1
钠离子	mmol/L	33.09	22.60	40.69	23.30
钾离子	mmol/L	67.686	39.711	66.803	38.310
氯离子	mmol/L	51.64	28.81	55.67	25.74

（三）猕猴

猕猴（图 1-2）学名 *Macaca mulatta*，英文名 rhesus monkey，属哺乳纲灵长目类人猿亚目狭鼻组猴科（Cercopithecidae）猕猴属（*Macaca*）。最初发现于孟加拉国的恒河河畔，所以称恒河猴或孟加拉猴，我国广西分布很多，又俗称"广西猴"。猕猴共有 10个亚种：猕猴海南岛亚种（*Macaca mulatta brevicaudatus*）、猕猴西部亚种（*Macaca mulatta lasiotus*）、猕猴南方亚种（*Macaca mulatta littoralis*）、猕猴麦克马洪亚种（*Macaca mulatta mcmahoni*）、猕猴指名亚种 ［也称恒河猕猴（*Macaca mulatta mulatta*）］、猕猴孟加拉猴亚种（*Macaca mulatta rhesus*）、猕猴印度支那亚种（*Macaca mulatta siamica*）、猕猴华北亚种 ［也称普通猕猴（*Macaca mulatta tcheliensis*）］、猕猴西藏亚种 ［也称藏猕猴（*Macaca mulatta vestita*）］、猕猴印度北部亚种（*Macaca mulatta villosa*）。其中，中国有 6 个亚种，"广西猴"为指名亚种。恒河猴主要分布于印度北部和尼泊尔、缅甸、泰国、老挝、越南，以及中国西南和华南各省，福建、江西、浙江和西北（如秦岭一带）、华北等地亦有少量分布。同时，我国也是人工驯养猕猴最多的国家，截至 2019 年年底，中国人工驯养的猕猴存栏总量达 3 万只，居世界首位。

猕猴的主要特征是：尾短，约为体长的 1/2；具颊囊，躯体粗壮，前肢与后肢大约同样长，拇指能与其他四指相对，抓握东西灵活；前额低，有一突起的棱；身上大部分毛灰褐色，腰部以下毛细有橙黄色光泽，胸腹部、腿部灰色较淡，尾毛密而蓬松，头毛密实向后。

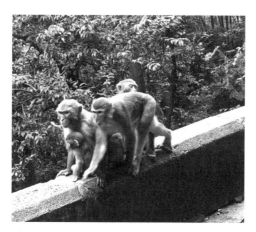

图 1-2　自然保护区的猕猴
（广东省科学院动物研究所 NHP 研究组提供）

1. 一般生物学特征

猕猴体型中等且匀称，背毛棕黄色至臀部逐渐变深为深黄色，肩及前肢色泽略浅，胸腹部浅灰色，脸部、耳部肉色，胼胝为粉红色。四肢粗短，具五指。手的拇指、脚的大趾能和其他指（趾）相对，能握物攀登。大多数种类的指（趾）端的爪部变为指甲。乳房 1 对，位于胸部，两眼朝前方。两颊有颊囊，可储存食物。

成年雄猴的体重为 6～12 kg，雌猴体重为 4～8 kg，体长为 50～60 cm，尾长为体长的 1/2 左右。

猕猴生活习性具昼行性,其活动和觅食均在白天,群居性较强,每群猴均有 1 只最强壮、最凶猛的雄猴为"猴王"。猕猴具有发达的大脑,有大量的脑回和脑沟,因此,聪明伶俐、动作敏捷、好奇心和模仿力极强。

2. 解剖学特征

猕猴的牙齿在发育的次序和数目方面与人类牙齿有共同之处,乳齿齿式为(2102/2102)×2 = 20,恒齿齿式为(2123/2123)×2 = 32。根据长出牙齿的顺序及齿的磨损程度可判断其年龄的大小。

猕猴胃为单室,呈梨形。肠长度与身长的比例为 5:1 至 8:1,盲肠发达,无阑尾,肝分 6 叶,胆囊位于肝方形叶中央北侧的胆囊窝,胆囊壁薄,尾侧面被腹膜覆盖。胰横附于腹腔背侧壁上部,恰在胃后面,分胰头、胰体和胰尾 3 部分,全长为 8 ~ 10 cm。肺分为左右两肺,左肺分上叶、中叶和下叶,右肺分为上叶、中叶、下叶和奇叶。从整体看,下叶最大,上叶次之,中叶较小,右肺的奇叶最小。猕猴的肾不同于人的肾,左肾位置较右肾更低,这与肝的左外侧侧叶占据较大空间有关。猕猴的血液循环系统、内分泌系统和神经系统与人类相似。

3. 生理学特性

(1)猕猴进化程度接近人类,具有与人类相似的生理、生化代谢特性和相同的药物代谢酶,其代谢方式也与人类相似。

(2)猕猴是杂食动物,尤以素食为主。猕猴由于缺乏左旋葡萄糖内酯氧化酶,所以自身不能合成维生素 C,所需维生素 C 须来源于饲料。如缺乏维生素 C,内脏则发生肿大、出血和功能不全。

(3)雄猴性成熟在 3.5 岁左右,体成熟在 5 岁左右。雌猴性成熟在 2.5 岁左右,体成熟在 4.5 岁左右。雄性猕猴的精液在射出后数秒钟开始凝固,1 min 之内全部形成凝块,猕猴的正常射精量为 4 ~ 5 g,在 37 ℃ 30 ~ 40 min 后自溶为 0.5 ~ 0.7 mL 富含精子的液体。雌猴为单子宫,月经周期为 28 d(变化范围为 21 ~ 35 d),月经持续期多为 2 ~ 3 d(变化范围为 1 ~ 5 d)。猕猴的繁殖季节性很强,发情期一般在每年的 10 月至翌年的 3 月,雌猴在交配季节生殖器官周围区域发生肿胀,外阴、尾根部、后肢的后侧面、前额和脸部等处的皮肤都会发生肿胀,这种肿胀的皮肤称为"性皮肤"。雌猴每年可怀 1 胎,每胎产 1 仔,偶见双胞胎,妊娠期为 165 d(150 ~ 180 d),仔猴体重为 300 ~ 600 g,哺乳期为 6 个月。每 1 mL 猕猴乳汁中含脂肪 39 mg、蛋白质 21 mg、乳糖 59 mg、胆固醇 0.40 mg、矿物质 2.6 mg,pH 在 4.6 以下时会发生沉淀。

(4)猕猴视觉较人类敏感,视网膜有黄斑,有中央凹,视网膜与人类十分相似,有立体感,能辨别物体的形状和空间位置;有色觉,能辨别各种颜色,并有双目视力。嗅脑不发达,嗅觉不灵敏,而听觉敏感,有发达的触觉和味觉。

(5)猕猴的血型有 A、B、O 型和 Lewis 型、MN 型、Rh 型、Hr 型等。其中,B 型血占比高达 90%,A 型约占 2%,AB 型占约 8%,其余血型少见;白细胞抗原(RhLA)同人的白细胞抗原相似。猕猴染色体为 $2n = 42$。

4. 猕猴的生理、生化参数

猕猴正常体温白天为 38～39 ℃，夜间为 36～37 ℃；心率为(170±34)次/分，心率随年龄增长而减慢；收缩压为(122±25)mmHg，舒张压为(86±13)mmHg，年龄大、体重大的猕猴血压较高，雄性比雌性高 10～15 mmHg；呼吸频率为 40(31～55)次/分，潮气量为 22.0(9.8～29.0)mL/kg，通气量为 870(310～1 410)mL/min，呼气末 CO_2 分压为(16.16±4.1)mmHg，皮肤血氧饱和度为 91%～98%；饲料要求量为每头 100～330 g/d，饮水量为每头 460(200～920)mL/d，排尿量为 120～550 mL/min，排便量为 115～310 g/d；全血容量为 54.1(44.3～66.6)mL/kg 体重，血浆容量为 36.4(30～48.4)mL/kg 体重，血比容为 39.6%(35.6%～42.8%)。

二、生物医学研究中涉及的其他灵长类动物

（一）巨大类人猿

巨大类人猿学名 *Hominoidea*，英文名 great ape，属灵长目简鼻亚目人猿总科，包括长臂猿（*Hylobates*）和猩猩（*Pongo pygmaeus*），后者又分为婆罗洲猩猩（*Pongo pygmaeus*）、苏门答腊猩猩（*Pongo abelii*），达班努里猩猩（*Pongo tapanuliensis*）。婆罗洲猩猩与苏门答腊猩猩分别分布于马来西亚、印度尼西亚的婆罗洲和苏门答腊。倭黑猩猩分布于非洲中部、刚果河流域，以及刚果民主共和国。西非大猩猩分布于刚果、加蓬、喀麦隆、中非共和国、赤道几内亚、尼日利亚。东非大猩猩则分布于刚果民主共和国东部、乌干达、卢旺达。黑猩猩分布最广，分布于安哥拉、布隆迪、喀麦隆、中非共和国、刚果共和国、刚果民主共和国、科特迪瓦、赤道几内亚、加蓬、加纳、几内亚、几内亚比绍、利比里亚、马里共和国、尼日利亚、卢旺达、塞内加尔、塞拉利昂、南苏丹共和国、坦桑尼亚联合共和国、乌干达，个别种类也见于阿拉伯半岛。

因巨大类人猿对某些人的疾病有易感性而被用于实验，但由于巨大类人猿与人高度近似且极度濒危，现已被禁止用于任何科学研究。

（二）狒狒

狒狒学名 *Papio*，英文名 baboon，属灵长目猿猴亚目狭鼻组猴科的 1 属，通称狒狒，包括阿拉伯狒狒、几内亚狒狒、东非狒狒、草原狒狒和豚尾狒狒。主要分布于非洲和东南亚。

狒狒体型较大，体长为 50.8～114.2 cm，尾长为 38.2～71.1 cm，体重为 14～41 kg。无尾，头部粗长，吻部突出，前额倾斜，耳朵小而圆，眉弓突出，眼深陷，犬齿长而尖，具颊囊，不具臀胼胝。狒狒浑身长有红色、黑色或棕褐色的粗长毛发，前额、肩部和嘴的周围无毛。老年狒狒脸颊处的皮肤突出，这使得它们的面部看起来比较宽。与腿和上半身相比，狒狒有非常长的前臂。当直立的时候，它的长臂可以垂到膝盖。狒狒还有长而弯曲的手指和脚趾，可以帮助抓握树枝，而且狒狒的肩关节和髋关节都非常灵活。

狒狒主要用于器官移植研究。

（三）红面断尾猴

红面断尾猴学名 Lyssodes *Speciose melli*，英文名 stump-tailed monkey，属猴科猕猴属

动物。产于中国广东、广西、福建等地。指名亚种（*L. S. Speciosa*）产于泰国、缅甸、印度和中国云南等地。红面断尾猴又称华南断尾猴，俗称"黑猴"或"泥猴"。红面猴尾部已退化，有的已缩至仅占身体的 1/8～1/10，或几乎没有。毛色一般为黑褐色，但随年龄和性别稍有不同，有的几乎全黑，有的较褐，略似朱古力色；面部大多数发红，但红的深浅不同，这与发育有关，年少时不红，越接近成熟面色越红，到老年红色又渐衰退，转为紫色或肉色，还有少数变成黑面的；小猴生下时为乳白色，非常鲜明，不久毛色就变深，由黄褐色变为乌黑色；平顶的毛长，由正中向两边分开，自幼即很明显。雌猴乳头为红色，因为色素的关系，有时为一红一蓝。雄猴身长为 60～65 cm，尾长为 5～7 cm。

红面断尾猴常用于眼科和行为学研究。

（四）懒猴

懒猴学名 *Nycticebus coucang* Boddaert，英文名 slow loris，也叫"蜂猴"，是懒猴属的一种。夜间活动，动作缓慢，栖息在树的顶部。懒猴属灵长目蜂猴属动物，分布于中国云南和广西南部，以及东南亚国家。懒猴现有 3 个亚种：大懒猴（*Nycticebus coucang coucang*）、婆罗洲懒猴（*Nycticebus coucang menagensis*）、爪哇懒猴（*Nycticebus coucang javanicus*）。体型比家猫略小，尾极短，隐于树丛中，不易看见，头圆耳小，眼大而圆，善于夜间看物体；体背和侧面毛呈棕褐色，背中央有一深栗红色纵纹，腹面灰白，四肢粗而短，指、趾具有指甲，仅后肢第二趾具爪，前肢第二指退化，仅剩一短指。

懒猴是目前已知唯一一种有毒的灵长类动物，在受到威胁时腋下会分泌一种棕色的油状物，可与唾液混合成有毒的物质（油状物和唾液本身也有毒性）。毒素通过食用有毒的昆虫如蜈蚣、蝎子等获得，所以只有野生的懒猴才可以分泌正常水平的毒性物质。人工驯养条件下的懒猴，由于其食物不含毒素因此不能获取毒素或合成有毒物质。

懒猴属国家一级保护动物。常用于视觉生理研究。

（五）狨猴

狨猴学名 *Hapale jacchus* 或 *Callithrix jacchus*，英文名 marmoset，又名有绢毛猴。狨科有 3 属 35 种之多。狨猴有普通狨（*Callithrix jacchus*）、银狨（*Callithrix argentata*）、倭狨（*Cebuella pygmaea*）、棉顶狨（*Cottontop pinche*）等，是产于中南美洲的小型低等猿类，大多生长在南美洲亚马孙河上游森林中，也有部分倭狨分布于巴西西部、厄瓜多尔和秘鲁北部亚马孙河上游。

狨猴体小、尾长，尾部具有缠绕性，头圆，无颊囊，鼻孔侧向。这种猴长大后身高仅为 10～12 cm，体重为 80～100 g。新生猴只有蚕豆般大小，体重约 13 g。狨猴活泼、可爱、温顺，但脆弱，难驯养。狨猴又名"囊猴""拇指猴"，因小狨猴可放在衣袋或手笼中而得名。需经常食虫，否则难于长期存活。雌狨猴妊娠期为 145 d（140～150 d），性成熟为 14 个月，有月经，性周期为 16 d。交配不受季节限制，可以在笼内人工繁殖，每胎 1～3 仔，双胎率约为 80%。在狨猴家族中，雄狨猴充当着"贤夫良父"的角色。雌狨猴生下子女后，只在喂奶时抱上婴猴，照料婴猴的工作全落在雄狨猴身上。雄狨猴会为小狨猴清洗身体，婴猴断奶后，雄狨猴还会亲自喂小猴食物。

狨猴主要用于生殖生理、避孕药物、甲型肝炎病毒及寄生虫病的研究。

（六）松鼠猴

松鼠猴学名 *Saimiri sciureus*，英文名 squirrel monkey，属灵长目卷尾猴科松鼠猴属动物，共有 4 个亚种，包括指名亚种、哥伦比亚亚种、亚马逊亚种、巴西亚种。松鼠猴是一种产于南美洲的小型猴类，易驯养，繁殖力强；身体纤细，尾长，毛色大部分为金黄；属杂食性动物，喜食各种水果及小型昆虫，栖息在原始森林中临近溪水的地带。

松鼠猴体长为 20～40 cm，尾长可达 42 cm，体重约 1 kg；体形纤细，毛厚且柔软，体色鲜艳多彩；口缘和鼻吻部为黑色，眼圈、耳缘、鼻梁、脸颊、喉部和脖子两侧均为白色，头顶是灰色到黑色，背部、前肢、手和脚为红色或黄色，腹部呈浅灰色；具有 1 对眼距较宽的大眼睛和 1 对大耳朵；尾巴可以缠绕在树枝上。松鼠猴白天活动，通常喜欢 10～30 只为一群，有时达 100 只甚至更多。每群猴都有各自的领地，并用肛腺的分泌物做地界标识。松鼠猴活泼好动，喜欢在树枝间跳来跳去。松鼠猴的叫声共有 26 种，变化相当多样。每年的 9—11 月繁殖交配，竖年产 1 仔，幼猴出生后即能攀爬。雄性 4 岁性成熟，雌性 2.5 岁。松鼠猴野外寿命为 10～12 岁。

松鼠猴主要用于视觉、脑神经和药理学研究。

（七）树鼩

树鼩学名 *Tupaia belageri chinensis*，英文名 tree shrew，属攀鼩目，很多学者把它划为灵长类，但也有人把它称为是灵长类的原祖。外形似松鼠，体小，吻尖细，成年时体重为 120～150 g；前后肢各有 5 趾；犬齿细小，前臼齿宽大。普通树鼩尾蓬松似松鼠，但也有细尾树鼩和笔尾树鼩。贝氏（*T. Belangeri*）树鼩身长 19～20 cm，尾长 16 cm，中国亚种的大小与此差不多。指名亚种毛色为栗红色；贝氏树鼩的云南亚种毛色为橄灰色，肩部有淡白色的条纹；海南亚种肩部条纹不明显。树鼩栖息于灌木林中，攀缘流窜，行动敏捷，易受惊，若长时间受惊或处于紧张状态时，体重会下降，睾丸会缩小，臭腺发育受阻，当臭腺缺乏后，母鼩在产后吃掉仔鼩，母鼩生育力丧失，甚至死亡。树鼩一般单独活动，食物以虫类为主，也取食幼鸟、鸟蛋、谷类、果类、树叶等。每年 4—7 月为繁殖季节，妊娠期约 45 d，每胎 2～4 仔，繁殖力高，但存活率低。

由于树鼩体形小，新陈代谢远比犬、鼠等动物更接近于人，大体解剖也与人近似，现已广泛应用于医学生物学研究中，包括化学致癌、黄曲霉素致肝癌、人疱疹病毒感染、乙型肝炎病毒等研究。

第二节　灵长类动物在生物医学中的应用

NHPs 一直被作为新药研制及医学生物学研究的重要实验动物，是建立病毒等传染性疾病模型、中枢神经系统疾病模型、心血管疾病模型、代谢性疾病等模型的最佳实验动物，它们已经成为联系基础研究与临床应用的不可或缺的桥梁。目前，全世界都面临诸如新冠肺炎（COVID-19）、严重急性呼吸综合征（SARS）、获得性免疫缺陷综合征（AIDS，即艾滋病）、癌症、神经系统疾病及心血管疾病等各种疾病的巨大医学挑战。

NHPs 是研究这些疾病防治的最佳实验动物，也是这些疾病创新药物临床前安全性评价、药效评价最有力的工具。NHPs 在生物医学中的应用领域主要有以下几方面。

一、药理、毒理研究和药效评价

新药的研发离不开动物实验。NHPs 已经被广泛应用于新药的研发领域。在新药研发过程中，无论是前期的药物筛选、药理、药效测试，还是中期的药物毒性和安全性评估，都离不开实验动物这一支撑条件。动物实验阻止了 80% 的副作用大的新药进入临床实验。

药物临床前安全评价的依据之一就是药物在实验动物中产生的作用可以外推到人，实验动物的选择对非临床安全性试验数据的质量有着直接的影响。因此，在药物毒理学及安全性评价研究中，选对实验动物对于后续研究至关重要。从物种进化角度讲，鼠的基因序列与人的相似度为 84%，而猕猴的基因序列与人的相似度为 93%。NHPs 由于具有与人类相似的诸多生物学特征（如生理、解剖、免疫、代谢、神经系统等），是药物（特别是生物药）临床前安全评价研究中十分重要的实验动物。在生物药临床前毒理学和安全性评价研究工作中，使用量最多的 NHPs 是食蟹猴和猕猴，它们具有其他实验动物不可比拟的优势。Smith 等总结了猕猴、其他灵长类动物、狗和大鼠药物代谢和人的相关性，发现经猕猴研究的化合物有 71% 与人有较好的相似性，用狗研究的化合物中有 19% 与人有相似性，而用大鼠研究的化合物中仅有 14% 与人相似。但要注意不同灵长类动物对药物反应有一定的差异。Irwin 报告不同种 NHPs 对苯巴比妥、α - 苯丙胺及阿米替林的反应强度依次递减，顺序为松鼠猴 > 猕猴 > 卷尾猴 > 蛛猴 > 绒毛猴 > 豚尾猴 > 短尾猴 > 帽猴 > 狒狒。他认为猕猴及松鼠猴对中枢神经作用药物的反应无论在定性方面还是在定量方面都和人最相似。

许多新药研发在小动物临床前实验中表现出药效，但到了临床实验阶段（Ⅱ~Ⅳ期）时却没有表现出任何药效作用，导致新药无法上市，这样的事件并不少见，主要原因之一在于小动物的基因序列与人类有很大差别。NHPs 因其基因序列与人类高度近似，在临床前研究中起着非灵长类动物不可替代的重要作用。我国国家药品监督管理局（National Medical Products Administration，NMPA）明确规定："对神经类、精神类、麻醉类、生物制品类、计划生育类药器具等必须经 NHPs 实验后经批准方能进入人的临床实验。"目前，国内外大型制药厂都将 NHPs 作为新药研发和药效评价的重要实验动物。

二、疫苗研制

免疫功能的种属特异性是疫苗在动物安全性评价上的主要障碍，动物模型应该最恰当地模拟人的情况。疫苗评价时选择动物的标准为：①动物在接种免疫疫苗之后，免疫反应的产生类似于人的反应；②对于疫苗诱导的抗体，证明在抗原抗体结合方面与人体类似；③该动物种属对该病原微生物或毒素敏感，加重免疫紊乱；④根据疫苗的适应证和靶群体选择动物的年龄及性别。NHPs 由于其免疫反应与人高度相似，因此，成为诸多疫苗毒理学和临床前安全性评价研究的主要候选动物。多种 DNA 疫苗接种都能诱导保护性的细胞免疫和体液免疫，在评价核酸疫苗免疫原性、安全性等方面取得了令人满意的效果，具有广阔的使用前景。但在试验设计时需考虑到此类动物的适用性，以黑猩猩为代表的类人灵长类，与人类进化距离最近，对人类多种病原体最易感，但目前这类动物数量少，维持费用高，限制了对它的使用。旧大陆猴，如恒河猴、食蟹猴、狒狒等，数量多，分布广泛，其免疫系统和生殖生理接近人类，对人类的多种病原体敏感。如恒河猴是人类免疫缺陷病毒（HIV）研究的主要实验动物。总之，旧大陆猴更具有广泛适用性。

而众所周知的伦理问题，更加突出了对 NHPs 疾病模型的迫切性和重要性，如阐明保护性免疫机制、黏膜免疫的作用、在临床试验前评估人 AIDS 疫苗的安全性与有效性。目前，对 AIDS 等疫苗的研究主要集中在全病毒灭活疫苗、病毒样颗粒疫苗、亚单位疫苗和多肽疫苗、减毒活疫苗、活载体疫苗、核酸疫苗等。在检验新型 AIDS、疫苗策略方面，NHPs 模型能较好地反映 HIV 感染人体的过程，有很重要的科研价值。现在主要有三种 AIDS 非人灵长类模型：HIV-1 大猩猩模型、HIV-2 恒河猴模型、SIV/SHIV 恒河猴模型。

此外，新型冠状病毒疫苗、流感病毒疫苗、乙肝疫苗、腺病毒疫苗、埃博拉病毒疫苗、疟疾核酸疫苗等 NHPs 模型研究都取得了令人振奋的成果，为抗击人类面临的突发传染性疾病做出了重要贡献。

三、人类疾病模型的复制及发病机理的研究

（一）灵长类动物模型在心脑血管疾病研究中的应用

脑卒中是常见的心脑血管疾病，目前是世界第三大死因，在所有心脑血管病死因中，脑卒中居第二位。仅次于缺血性心脏病。到目前为止，除了组织纤溶酶原激活剂（t-PA）之外，还没有一种经美国食品药品监督管理局（food and drug administration，FDA）批准、可用于急性脑卒中或脑卒中康复的药物。NHPs 的脑血管解剖与人类非常相似，利用 NHPs 建立的心脑缺血梗死模型是人类心脑血管疾病发病机理、损伤机制研究及药物研发的重要工具。

（二）灵长类动物模型在神经系统疾病研究中的应用

帕金森病（Parkinson's disease）又称震颤麻痹，是一种常见于中老年的神经系统变性疾病，是老年人中第四位最常见的神经变性疾病，在 65 岁以上的人群中，1% 的老人患有此病。迄今为止，原发帕金森病的病因仍不完全清楚，对其进行深入的研究对于该病的防治具有重要的意义。利用 1－甲基－4－苯基－1，2，3，6－四氢吡啶（MPTP）制作单侧或偏侧帕金森病猴模型，安全、简单、成模率高，能较好地模拟人类帕金森病的发病进程，且具有与患者相似的病理生理特征，是研究帕金森病的一种理想动物模型。

（三）灵长类动物模型在生殖系统疾病研究中的应用

NHPs 与人类在生殖生物学方面有着众多相似之处，如配子形成机制、受精、胚胎在子宫内植入着床和早期妊娠维持等，并且一些 NHPs 雌性动物和人一样具有月经和绝经期。随着生殖医学研究的深入，NHPs 在生殖医学研究中的应用也越来越多。

（四）灵长类动物模型在内分泌、泌尿系统疾病研究中的应用

徐传磊和庞荣清等分别采用一次性静脉注射链脲佐菌素的方法建立了食蟹猴糖尿病模型，观察了造模前后猴的摄食量、饮水量、尿量、体质量变化，检测各组尿糖、空腹

血糖、糖耐量、甘油三酯、总胆固醇、C肽、谷氨酸脱羧酶抗体（GAD-Ab）的变化，并进行胰腺组织病理学检查。实验结果表明，应用该种方法成功建立1型糖尿病食蟹猴模型。唐东红和代解杰等则对糖尿病性视网膜并发症进行了研究。通过对恒河猴进行静脉注射链脲佐菌素建立了糖尿病模型，对模型组动物进行眼底镜检查和视网膜荧光血管造影。结果显示，用药后63～91 d实验猴均出现不同程度的视网膜病，分别出现早期眼底微血管动脉扩张、视网膜出血瘤、微血管瘤及新生血管、晚期白内障等。该糖尿病性视网膜并发症模型的建立，在进一步研究糖尿病及其并发症的发病机理、筛选和开发治疗糖尿病性视网膜病的新药及药物安全性评价等方面都将会有广阔的应用前景。

（五）灵长类动物模型在骨骼系统研究中的应用

由于同源性上的高度相似，NHPs在生物材料研究方面也有广泛的应用。以NHPs为实验对象进行医用生物材料临床前研究可以更好地模拟将该材料移植入人体中的生物学效果。曾宪利等通过猕猴解剖和实验，对利用血管化组织工程骨修复猕猴胫骨节段性缺损动物模型的建立进行了初步的探索，为组织工程骨的临床应用提供了参考。

（六）灵长类动物模型在眼科疾病研究中的应用

青光眼是一种发病迅速、危害性大、随时可能导致失明的常见疑难眼病。NHPs眼球结构与人类高度相似，利用激光光凝技术可建立较为理想的青光眼NHPs实验模型，为青光眼的防治和药物研发带来了新希望。年龄相关性黄斑变性（age-related macular degeneration，AMD）是当今世界65岁以上人群视力丧失的主要原因，其危害程度仅次于白内障和青光眼。研究发现，AMD是一种复杂的人猴共患遗传疾病，可能存在着共同的发病机制。在有关AMD的多种基因与药物有效性研究中发现，人与啮齿类动物存在差异，而与NHPs却具有一致性。NHPs具有与人相似的黄斑结构，是制备AMD模型的理想实验动物，AMD NHPs模型将在AMD发病机制研究及药物研发中发挥重要作用。

（七）灵长类动物模型在移植研究中的应用

NHPs在解剖结构和生理特性方面与人有高度的相似性，以NHPs为动物模型研究脏器的移植可以更好地模拟临床手术后出现的问题，对于优化手术方法和探索新的移植手段都具有重要的意义。目前，国内外已有采用NHPs作为受体，异体移植肝、肾、皮肤的成功范例，为相关移植技术的临床应用提供了重要参考。

（八）灵长类动物模型在恶性传染性疾病研究中的应用

人类恶性传染疾病（如COVID-19、H5N1、SARS等）对世界各国的经济发展造成了巨大的损失，其广泛流行已成为全球范围严重的公共卫生问题和社会问题。恒河猴感染病毒后的临床特点、病理变化、外周血象、免疫反应等均与人感染新型冠状病毒、禽流感病毒严重病例相类似，可为新型冠状病毒、禽流感病毒在人体内致病机理的研究及抗禽流感病毒药物和疫苗的评价提供最近似于人类的动物模型。而COVID-19、SARS恒河猴/食蟹猴模型，可用于抗COVID-19、SARS药物和疫苗的研究。

（九）灵长类动物模型在衰老研究中的应用

以NHPs为模型的衰老研究主要集中于衰老过程，包括以下几个方面：

（1）减缓衰老过程的研究。该研究以猕猴为实验动物，在不发生营养不良的情况下，减少高热量食物的摄入，然后从代谢率、视觉功能、免疫功能等方面来检测老年代谢。

（2）肥胖是随衰老而来的问题，随衰老产生的肥胖常常是因为胰岛素拮抗力的降低，而使血糖和血压升高。给老年猕猴注射脱氢表雄酮（dehydroepiandrosterone，DHEA）——一种在衰老过程中逐渐减少的激素后，血脂量明显发生了改变。当然，这一基础研究的结果尚不能立即用于临床。其他有关的研究工作是检测衰老中大脑皮层中若干种细胞（如 DPC）量的变化。

（3）记忆是衰老研究中的另一个重要课题。研究者从神经心理学和神经解剖学方面来确定年龄对记忆功能的影响。猕猴海马区的神经输入和输出是探讨人类记忆功能回路的较好模型。了解灵长类动物的正常记忆系统最终能用于防止和纠正人类的记忆紊乱及保持正常的记忆功能。

（4）多发性硬化（multiple sclerosis，MS）的发病原因尚不清楚，而且早期症状不典型，变化较大，当出现明显症状时，患者的大脑已受到损伤。这样常常造成难于诊断和延误治疗。利用实验猴模型的研究发现，冠状病毒可导致其出现类似人的 MS，现已从小鼠和患者中分离出这种病毒株。此外，在灵长类动物的 MS 模型中，还在试用一些新技术如磁共振成像和磁谱仪等检测脑细胞的变化，或用药物清洗有病症的脑细胞。

（十）灵长类动物模型在外周神经移植研究中的应用

李学拥等以恒河猴手失神经指神经植入模型为研究对象，观察了猴手指掌侧失神经无毛皮肤神经植入后的游离神经末梢的再生情况。对猴麻醉后消毒皮肤，做手指侧中线切口，解剖出 2 条指神经，切除 1 条，另 1 条自指根部提出作为备用神经。在手背近侧切断尺神经手背支和桡神经浅支主干。在手指掌侧靠近中央处做浅表切口，全程植入备用神经。术后 1 个月，电镜下所见全部为溃变的神经末梢。3 个月时，真皮深层可见新生的神经末梢和髓鞘较薄的有髓纤维。这些新生的神经末梢大多位于血管周围。

（十一）灵长类动物模型在药物成瘾研究中的应用

药物滥用与成瘾问题对于吸毒者个人及整个社会都造成了极大危害。目前有多种方法用于治疗药物成瘾，可以有效帮助患者完成生理脱毒。脑深部电刺激（deep brain stimulation，DBS）是一种安全、不会对脑核团造成损伤或损伤极小的干预手段。对恒河猴可卡因自身静脉给药模型进行电刺激的研究表明，DBS 可抑制可卡因强化及渴求，可能有效预防复吸。为临床上采用双侧伏隔核 DBS 治疗成瘾防复吸提供了依据。

（十二）灵长类动物模型在转基因动物研究中的应用

2010 年，中国科学院昆明动物研究所研究员季维智领导的研究小组成功培育出我国首例转基因猕猴，转基因灵长类动物模型能很好表达人类疾病的变异基因，这种变异不会在转基因动物中存在个体差异，并能遗传给下一代。该研究结果在美国《国家科学院院刊》（*Proceedings of the National Academy of Sciences of the United States of America*，PNAS）上发表，标志着我国科学家在 NHPs 转基因动物研究方面达到了世界领先水平，为未来人类重大疾病的 NHPs 动物模型的深入研究奠定了坚实的基础。2014 年，季维智研究员领导的小组利用 CRISPR/Cas9 系统成功制造出了 2 只经过基因修饰的嵌合体猕猴，从而证明了 CRISPR/Cas9 系统在灵长类身上的可行性。2015 年，Niu 等用慢病毒转基因方法构建了帕金森病转基因 NHPs 模型，此转基因模型表达人类帕金森病致病基因 α-突触核蛋白（α-synuclein）基因突变，转基因猴脑内表现出帕金森病患者的病变。2015 年，Chen 等利用 CRISPR/Cas9 基因编辑方法构建了杜氏肌营养不良症（Duchenne muscular dystrophin，DMD）基因突变的 NHPs 动物模型，为进一步研究 DMD 基因突变的临床干预方法提供了可能。2015 年，Liu 等在世界上首先成功构建了神经发育性疾病瑞特综合征相关基因 MeCP2 的基因敲除食蟹猴。2016 年，Liu 等构建携带人类自闭症基因 MeCP2 的转基因猕猴模型。2017 年，Chen 等采用转录激活因子样效应物核酸酶（transcription activator-like effector nuclease，TALEN）编辑技术获得 MeCP2 基因突变食蟹猴，为进一步研究神经发育性疾病的神经机理提供了重要的动物模型，也为深入研究自闭症的病理与探索可能的治疗干预方法提供了重要基础。虽然，目前科学家已经在 NHPs 建立了较高效的基因操作方法（如慢病毒转染和 CRISPR/Cas9 基因编辑），但这两种方法获得的转基因个体仍有严重的嵌合体现象。嵌合意味着每个首建动物有不同的基因型，这就导致几乎不可能用首建猴进行科学研究和大规模的药物筛选。理论上获得大量同一突变个体的 F1 代可以解决这个问题，但 NHPs 实验动物恒河猴和食蟹猴的性成熟时间都很长（4～6 年）。近年来，体细胞基因编辑技术的出现，为批量制备人类疾病灵长类模型动物带来了希望。

四、脑机接口工程的研究

据 2011 年英国《自然》杂志网站报道，美国杜克大学等机构的研究人员设计出了一套系统：他们给猴子大脑中关于运动和触感的部位都接上电极，猴子可以单用意念来控制电脑屏幕上一个虚拟手臂的行动，当手臂碰到屏幕上虚拟的物体时，电极会传给大脑相应的触感信号。研究人员将此前研究中的"大脑—机器"接口模式改进为"大脑—机器—大脑"模式。通过使用这套系统，可以直接把大脑和外部设备联系到一起，用意念来指挥设备的行动并感知外界，这项研究的最终目的就是能为瘫痪患者提供一套设备，让他们不仅能用大脑意念来控制这些假肢的行动，还能感受到"手"和"脚"上传回的感觉。2014 年 8 月 25 日，浙江大学医学院附属第二医院神经外科与浙江大学求是高等研究院合作的"脑机接口临床转化应用课题组"宣布，他们在前期猴子意念控制机械手等研究的基础上，完成了国内首次在患者颅内植入电极，用意念控制机械手的实验，患者只需动动念头，机械手就能完成高难度的"石头、剪刀、布"运动，这一研究成果表明中国在脑机接口研究领域获得了突破性进展。随着人们对大脑认识的不断深化及计算机技术的日益发展，不久的将来，脑机接口的应用设备会越来越多地应用在人们的生活中，带来前所未有的便利。

五、其他特殊用途

（一）寄生虫学研究

NHPs 可用人疟原虫感染建立理想的筛药模型，所得结果对临床参考价值较大。人们已能利用人恶性疟原虫（*Plasmodium. falciparum*）红细胞型感染切除脾脏的长臂猿（gibbon），并且发现人的恶性疟、间日疟（*Plasmodium. vivax*）及三日疟原虫

（*Plasmodium. malariae*）能感染枭猴（owl monkey）、白长臂猿（white-handed gibbon）、恒河猴（rhesus monkey）、黑猩猩（chimpazee）、黑蛛猴（black spider）、吼猴（howler monkey）等。枭猴还可用人间日疟、恶性疟的孢子感染。食蟹猴疟原虫（*Plasmodium. cynomolg*）感染发病过程与对药物的反应性和人的间日疟近似，可用于筛选对红细胞型、红细胞前型及继发性组织型有效的药物。

（二）军事领域研究

2011 年，在英国维尔特郡波顿唐（Porton Down）军事研究基地，上万只猪、兔、猴及啮齿动物被用于进行军事实验。许多国家在核试验时，应用 NHPs 进行试验，得出了非常重要的数据。

（三）航天领域研究

黑猩猩汉姆［Ham，也是墨西哥霍洛曼航空航天医学中心（Holloman Aerospace Medical Center）的缩写］，它身上背负着非常重要的飞行任务。当时美国训练了一支由 40 只黑猩猩组成的特别中队，试图从中选一只黑猩猩，用以赢得与苏联之间的太空竞赛，最终汉姆脱颖而出，于 1961 年被发射到太空中，成为第一只进行太空旅游的黑猩猩。

我国发射的神舟二号飞船，也载有包括猴子在内的实验动物，获得了非常珍贵的数据，为载人航天工程顺利实施奠定了重要基础。

目前，国外以 NHPs 为模型动物在生殖学、神经学、免疫学等方面开展了深入、广泛的研究。近年来，我国科学家采用转基因技术成功制备出诸多疾病的 NHPs 动物模型，奠定了我国在转基因 NHPs 动物模型方面的世界领先地位。人类重大疾病的（包括中枢神经系统疾病）NHPs 动物模型为人类医学基础研究、人类健康和疾病问题的研究和药物（特别是生物药）临床前药效评价研究均提供了理想的模型动物和关键支撑，也将对我国自主创新药物（特别是生物药）研发起到重要的推动作用。

第三节　灵长类动物的神经系统解剖学特征

神经系统是机体内主要的调节系统，由中枢神经系统和周围神经系统两部分组成。其中，中枢神经系统包括脑和脊髓，分别位于颅腔和椎管内，在结构上和功能上紧密相连；外周部分包括 12 对脑神经（嗅神经、视神经、动眼神经、滑车神经、三叉神经、展神经、面神经、听神经、舌咽神经、迷走神经、副神经、舌下神经）和 33～34 对脊神经，分布于全身，把脑和脊髓与全身其他器官联系起来，使中枢神经系统既能感受内外环境的变化，又能调节体内各种功能，以保证机体的完整统一及其对环境的适应。因此，了解中枢神经系统的解剖结构，可为通过手术方法建立中枢神经系统疾病 NHPs 模型提供重要参考和依据。

一、脑

脑包括大脑、小脑、脑干和间脑。从背面观察，脑的外形呈卵圆形，前狭后宽。

（一）大脑

猴的大脑半球分为额叶、颞叶、顶叶和枕叶。

1. 大脑背外侧面（图1-3、图1-4）

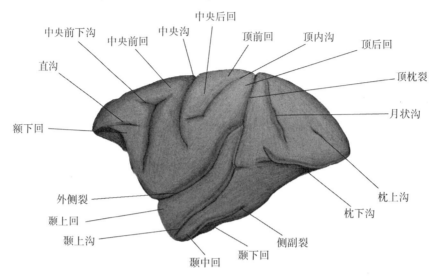

图1-3　猕猴右大脑半球（侧面观）

（林树锽、王鼎鼎、李青茜、汤润民、江艺琴、邓明珠、梁自豪、张剑凯绘制）

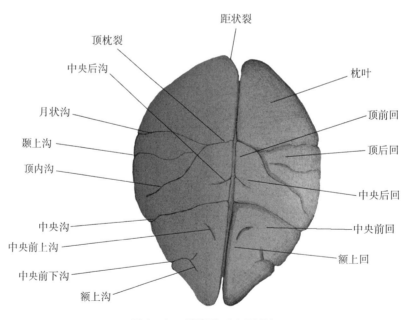

图1-4　猕猴脑（上面观）

（林树锽、王鼎鼎、李青茜、汤润民、江艺琴、邓明珠、梁自豪、张剑凯绘制）

（1）中央沟。此沟把额叶和顶叶分开。位于大脑背外侧面中部。从后上方斜向前下方。沟较直，后段向后弯向外侧裂中部，但不达外侧裂。在上方，它不达半球间裂。

（2）中央前沟。分为中央前上沟和中央前下沟，位于中央沟前方。中央前上沟形状多样，呈点状、线条状、"T"形或"Y"形。中央前下沟位于中央前上沟外下方。沟长而弯向后，呈弧形，且有分支。

（3）直沟。位于中央前下沟弯曲之间。形较直或稍弯斜向前内侧指向额极。前端不达额极，后端不与中央前下沟相接。未见有分支。

（4）外侧裂。由大脑半球侧面颞极前侧向后上，形较直。

（5）颞上沟。前段大致与外侧裂平行，后段弯向上指向顶枕裂，但并不沟通。中段可有短的分支。

（6）颞下沟。有1～3条短沟，位于颞上沟与侧副裂之间颞叶外侧面。颞上回在颞上沟上方。颞中回位于颞上沟与颞下沟之间。颞下回在颞下沟前段与侧副裂之间。脑岛位于外侧裂深面。大脑中动脉过它的表面，并发支供应之。

（7）中央后沟。位于中央沟上部后方。形状不规则，呈点状、短线条状或短分支状。其中以短线条状居多。沟的内侧不达半球间裂。少数与顶内沟沟通。

（8）顶内沟。是顶叶显著的一条沟。沟裂较长，稍弯曲。一般无分支。中央沟后方为中央后回。顶内沟的前上方为顶前回，而后下方为顶后回。

（9）顶枕裂。一部分位于大脑内侧面，一部分位于大脑背外侧面。此裂在大脑内侧面有短的分支。

（10）月状沟。为枕叶外侧面很明显的一条沟。沟长，且较直，少数标本有短的分支。

（11）枕上沟。位于枕叶中部较后方，形状和长度变化很大。

（12）枕下沟。起自枕极下方，水平向前经枕叶外侧缘伸到大脑背外侧面，末端弯向上插入月状沟与颞上沟之间。枕叶较其他叶显得更平滑。

2. 大脑内侧面及底面（图1-5、图1-6）

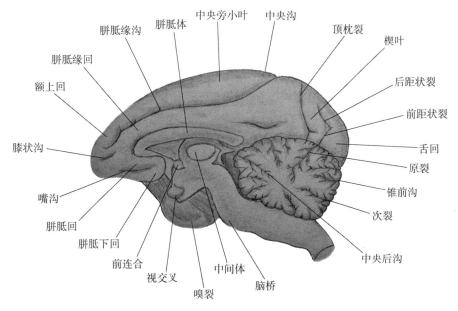

图1-5 猕猴脑正中矢状切面

（林树锽、王鼎鼎、李青茜、汤润民、江艺琴、邓明珠、梁自豪、张剑凯绘制）

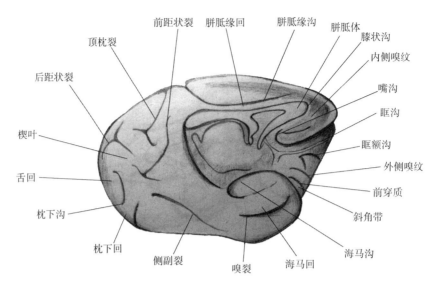

图 1-6　猕猴左大脑半球（腹内侧观）

（林树锽、王鼎鼎、李青茜、汤润民、江艺琴、邓明珠、梁自豪、张剑凯绘制）

（1）距状裂。位于大脑内侧面后部，呈三叉状分支成为前距状裂和后距状裂。

（2）扣带沟。由嘴沟、膝状沟和胼胝缘沟组成。距状裂前背侧为楔叶，后腹侧为舌回。胼胝缘沟背侧的前部为额上回内侧部，后部为中央旁小叶，腹侧为胼胝缘回。胼胝体腹前部与嘴沟之间为胼胝回。

（3）嗅裂。位于额叶前端，呈弓状，不与其他沟相通。

（4）侧副裂。起自枕极腹面，介于枕下沟与前距状裂之间；或与枕下沟沟通，行向前方，前端离裂有一定的距离。后段或可与前段分离；中段或可有短的分支。

（5）眶沟。在大脑底部前内侧，前端指向额极。在多数标本中，前段分叉成"Y"形，其中少数标本的"Y"形分叉与眶额沟沟通。

（6）眶额沟。位于眶沟外侧，此眶沟短且更不规则，行向前外，或可达大脑外侧。形状为短条状或分支状。

（二）小脑

小脑由中央的蚓和两侧的小脑半球组成。以结合臂、桥臂和绳状体三对脚与脑的其他部分相连。

小脑（图 1-7、图 1-8）可分为前叶、中叶和后叶。原裂把前叶和中叶分开，次裂把中叶和后叶分开。

（1）原裂。位于小脑背侧。裂很深，深达白质。

（2）次裂。位于小脑后面。也是一条深裂，把锥体与蚓垂分开。

（3）前叶。位于原裂前面，可分为 3 个小叶，即舌叶、中央叶和山顶。前后沟把舌叶与中央叶分开。深的中央后沟把中央叶与山顶分开。

（4）中叶。位于原裂之后，有 3 部分组合：单叶，山坡、蚓叶和蚓结节，锥体。

（5）后叶。由蚓垂和小结组成，两者被蚓垂小结沟分开。

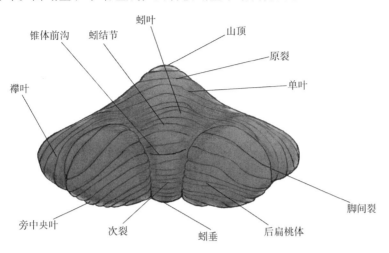

图1-7 猕猴小脑（后面观）

（林树锽、王鼎鼎、李青茜、汤润民、江艺琴、邓明珠、梁自豪、张剑凯绘制）

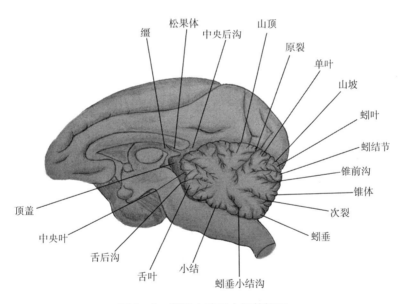

图1-8 猕猴小脑正中矢状切面

（林树锽、王鼎鼎、李青茜、汤润民、江艺琴、邓明珠、梁自豪、张剑凯绘制）

（三）脑干

脑干腹面图、背面图见图1-9和图1-10。

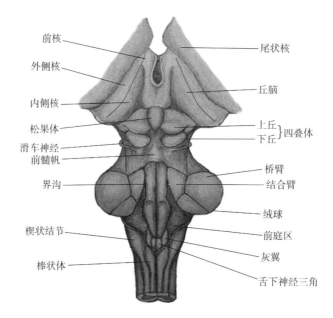

图1-9 猕猴脑干（背面图）

（林树锽、王鼎鼎、李青茜、汤润民、江艺琴、邓明珠、梁自豪、张剑凯绘制）

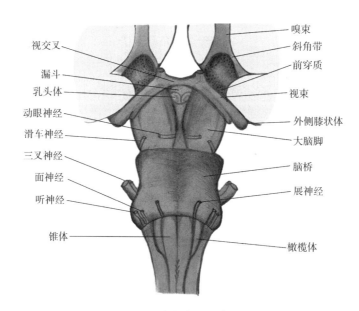

图1-10 猕猴脑干（腹面图）

（林树锽、王鼎鼎、李青茜、汤润民、江艺琴、邓明珠、梁自豪、张剑凯绘制）

在脑干的正中矢状切面上，前连合、视交叉和丘脑中间块是很显著的。视交叉和乳头体之间的灰结节是一薄的结构，终止于漏斗。缰为一大的尖形结构。松果体前支附着在缰的最后端，而后支附着在后连合背侧的间脑后缘顶部。

顶盖和大脑脚底在切面上占据着中脑相当大的厚度。脑桥也是比较大的结构，但不像猿和人那样占据着这一区域的大部分。前、后髓帆形成第四脑室的前部和后部。

在脑干背侧面，尾状核凸向内侧。丘脑的背面容易分为外侧部和内侧部。在内侧部，前核和内侧核可以延伸到缰的前部、缰连合和丘脑髓纹。在缰连合的背部，可以看到丘脑枕的轮廓。四叠体明显可见。滑车神经从四叠体之后穿出。

前髓帆覆盖着第4脑室内底颅侧部分，并达到结合臂背侧的脑表面。第4脑室底呈菱形，正中沟把它分为两半。界沟又把内侧隆起与三角形的前庭区分开。在内侧隆起上部有面神经丘。舌下三角覆盖着舌下神经核的较前部，而核的后部则在灰翼内有迷走神经背侧运动核。面神经丘表面之下，有由中央灰质细胞组成的面神经核。

在脑干腹侧面，前穿质被内、外侧嗅纹和斜角带所包围，其尾侧有视交叉。视束从视交叉转向背侧和尾侧，终止于外侧膝状体，其纤维到达上丘。灰结节介于交叉与乳头之间。乳头体为扁平的圆丘。动眼神经根从大脑脚内侧穿出。大脑脚为大的纤维束，一部分纤维经脑桥深面作为锥体束重新出现在脑桥之下，一部分纤维走向对侧形成锥体交叉。脑桥为强的纤维束，在两侧以桥臂与小脑半球相连。

三叉神经是一条较大的混合脑神经，感觉纤维起自半月神经节，神经节细胞的中央突经脑桥臂1/3入脑干。运动纤维经脑桥穿出，在感觉根内侧和过半月节下部加入三叉神经的第3条分支，支配咀嚼肌。自半月节基部直接向外侧和向前发出3条大的神经，包括眼神经、上颌神经和下颌神经。眼神经为三叉神经中的第1条分支，也是最小的一条，起自半月节上部，过海绵窦侧壁经眶上裂入眶，恰在入眶之前分为额神经、泪腺神经和鼻睫神经。上颌神经是三叉神经中第2条分支，起自半月节中间，穿圆孔出颅腔，过翼腭窝，在上颌背面行向外侧，穿眶下裂入眼眶。在眶中继为眶下神经。下颌神经是三叉神经的第3条分支，由起自三叉神经半月节下角的感觉成分和运动根组成，经卵圆孔出颅腔，先分出翼内神经，然后分为前干和后干。

展神经在脑桥后缘自延髓前内侧穿出，是一条小的脑神经，在近起点处较扁平，向前行一短程，在第Ⅴ脑神经下内侧穿脑膜，经海绵窦和眶上裂入眶，到达外直肌的眼球面，在近肌的起点处分支并支配该肌。

面神经为混合神经，支配面部浅肌和一些深肌及副交感纤维和到舌的味觉纤维，恰在听神经前面自脑桥后缘穿出，与听神经一起行向外上入内耳道，面神经的运动根和感觉根在内耳道才结合成单一的干。

听神经由耳蜗神经和前庭神经组成。前者的纤维从后面进入延髓，前庭和耳蜗神经的中枢端纤维在内耳道结合成一条总干，与面神经相连。

舌咽神经是支配舌和咽的混合神经，以一些细根起自延髓后侧缘，恰在一系列迷走神经根之上。在颈部，舌咽神经分为后支和前支。

迷走神经是一条混合神经，含有感觉和运动纤维，支配许多内脏器官及支配腭、咽、喉的横纹肌。它以一系列细根起自舌咽神经与副神经之间的延髓的后外侧部，行向外侧穿颈静脉孔离开颅腔。

副神经包括支配颈和背部肌肉及参加迷走神经的纤维，这些纤维起自延髓和脊髓，副神经延髓根或内侧部的纤维发自延髓后外侧的细根，恰在迷走神经起点稍下方，副神经的脊髓根或外侧部纤维起自上5或6个颈节的脊髓侧面的细根，沿脊髓表面上升，经枕骨大孔入颅腔与延髓根合并。

舌下神经以若干细根起自延髓前外侧部，恰在副神经起点的内侧，合成一束后穿过硬脑膜，经枕骨的舌下神经管出颅腔外，先在副神经下面，弯向迷走神经的结状节，再到颈内动脉的外侧。舌下神经发出一系列分支支配舌肌，包括茎突舌肌、舌骨舌肌、颏舌肌、颏舌骨肌和舌内在肌。

二、脊髓

脊髓呈略扁的圆柱形，从寰椎上缘到第5腰椎颅侧高度终止于脊髓圆锥。全长约30 cm，其中颈段5.5 cm，胸段15.5 cm，腰段9 cm。从脊髓发出8对颈神经、12对胸神经、7对腰神经、3对骶神经和3～4对尾神经，共33～34对脊神经。

猴脊髓表面较平滑，不像人脊髓的背侧面和腹侧面有较明显的隆起。脊髓有两个膨大部分，分别为颈膨大和腰膨大。颈膨大从第2颈髓到第8颈髓，最大外径在第5颈髓、第6颈髓和第7颈髓，其横径为10～11 mm，其次为第2颈髓和第3颈髓，横径为8～9 mm。腰膨大较颈膨大小，从第12胸髓～第14腰髓，最大横径在第2腰髓和第3腰髓，为7 mm，其次为第1腰髓和第4腰髓，横径为6 mm。脊髓的最小外径是在胸段的第8胸髓，横径为4～5 mm，在第8胸髓以下，横径逐渐变大，第9胸髓为5 mm，第10胸髓～第12胸髓为6 mm。

在颈段和上胸段，脊神经一般呈水平离开脊髓。从第10胸髓开始，脊神经逐渐倾斜。第1腰神经约在第12胸髓水平离开脊髓。第2和第3腰神经约在第1腰髓高度离开脊髓。第4腰神经约在第1、2腰髓间高度离开脊髓。第5腰神经到第2骶神经约在第2和第8腰髓高度离开脊髓。第3骶神经约在第4腰髓颅侧的高度离开脊髓。第1尾神经约在第4腰髓尾侧高度离开脊髓。第2～4尾神经约在第4、5腰髓间及第5腰髓颅侧高度离开脊髓。猕猴的脊髓终止于第5腰髓颅侧高度，食蟹猴的脊髓终止于第4腰髓高度，而不像人的脊髓终止于第1腰髓。

在颈段，最大的神经是第6和第7颈神经及第2颈神经。在腰段，最大的神经是第6腰神经，其次为第4、5、7腰神经。

第四节　中枢神经系统疾病灵长类动物模型制备中的常用动物实验技术

一、灵长类动物驯化

驯化是指实验动物经过人工的喂养和选择性的训练，使其形成记忆并改变习性，最终达到适应实验的过程。

除微生物控制指标和生理生化指标达到要求外，正常实验动物还有一个更重要的要求，没有异常行为和应激反应，在实验过程中能够较好地配合科研人员完成实验。实验动物在应激状态下，其多项生理生化指标都会发生变化，影响科研结果的准确性。因此，提前对实验动物进行适应性驯化也十分重要。通过饲养员和技术人员加强与动物间的交流（如近距离用手拿零食饲喂动物，经常用实验中涉及的材料、用品让动物接触或与动物进行语言交流等），可消除动物对人及实验材料、用品的不良警戒性，使动物在短时间内适应实验过程中的各种操作，减少其因应激反应对实验产生的干扰。

根据实验方案设定驯化时间，实验前的驯化时间至少为 2 周，选择经过驯化的正常动物作为供试实验动物，驯化不合格的实验动物淘汰出实验组。

二、灵长类动物分组

（一）分组方法一

（1）选取适应性观察合格的动物，将动物按适应性观察号及其对应实验指标（如体重等）记录在相应的表格中，然后输入 Excel 表格。

（2）在原 Excel 表格上建立新的工作表，复制步骤 1 的数据，根据指标优化的原则（可以为其他考核指标或分组指标），从上述试验指标中选取试验所需动物，剔除多余动物。

（3）将剩余动物根据分组指标采用扩展选定区域按照升序或降序的方式进行排序，选取试验所需的动物进行下一步分组。

（4）在原 Excel 表格上建立新的工作表，根据组别、顺序输入正式动物编号。在对应的列上输入随机数，输入随机数时，按照正式动物每组个数订立样本，先输入 1 组随机数，若样本数（n）为 10，（$n = 10$）则输入的随机数为 RAND（），1 + RAND（），2 + RAND（），3 + RAND（），4 + RAND（），…，（$n - 1$）+ RAND（）依次类推；将该组随机数复制至下面各组，得出不同的随机数。得出随机数字后，将随机数字复制，选择性粘贴数值于另一列，将随机数字固化。

（5）将步骤 4 的随机数采用扩展选定区域按照升序或降序的方式进行排序，将随机分配好的正式动物编号复制至步骤 3 的数列上，粘贴时按照一一对应的顺序；再将正式动物编号采用扩展选定区域按照升序或降序的方式进行排序即可得出每一组的动物，计算每一组分组指标的均值、标准差，并以 t 检验比较各组指标的差异，无差异即可完成分组。

（6）将以上每个步骤数据保存在电脑中，分组当天打印，实验人员签字后作为分组的原始记录保存。

（7）将电脑中分组的动物号对应各自的适应性观察号，记录在相应的分组表中。

（8）根据分组表中的适应性观察号抓取动物，标记。

（9）各饲养笼放上标记好的笼具标签。

（二）分组方法二

（1）确认需要分组的组数（X_n）和每组所需的动物数（Y_n）。

（2）将 X_1、$X_2 \cdots X_n$ 定为横坐标，标上编组序号；将 Y_1、$Y_2 \cdots Y_n$ 定为纵坐标，标上

动物编号。

（3）通过随机抽样的方法决定动物的组别顺序（A、B、C…）作为编组序号，依次填在随机分组对照表里。试验周期较短的试验，动物号的排列顺序依次以阿拉伯数字表示（1、2、3…），周期较长的试验，通过随机抽样的方法决定动物号的排列顺序，以阿拉伯数字作为动物序号，依次填在随机分组对照表里。

（4）核对适应性观察合格并准备随机分组动物的所属专题号及其种系、数量、性别。

（5）雌、雄动物分别随机分组。

（6）按适应性观察期动物编号从小到大依次称重，并将各动物体重记录在"试验动物体重、编号记录及随机分组表"相应的体重区域栏上。

（7）剔除多余动物。核对实际需使用的动物数，在"试验动物体重、编号记录及随机分组表"里将体重偏大或偏小的多余动物用笔迹圈起，以示剔除。

（8）参照随机分组对照表，在"试验动物体重、编号记录及随机分组表"里标记各动物的编组序号。

（9）从"随机分组对照表"里读取各动物编组序号。读取次序为："动物编号"从上到下读取，从左到右读取各动物编组序号。

（10）在"试验动物体重、编号记录及随机分组表"里标记编组序号。标记次序和方法为：从最小的体重区域开始，从上到下寻找各动物体重记录，并将从"随机分组对照表"里读取的各动物编组序号依次标记在动物体重记录的右侧。

（11）按适应性观察期动物编号从小到大依次将动物从适应性观察笼里抓出，参照"试验动物体重、编号记录及随机分组表"里标记的编组序号给动物标记编号，然后把动物放到相应的饲养笼里。放动物的同时，在"试验动物体重、编号记录及随机分组表"里标记该动物编组序号处打"√"确认。

（12）猴笼上标注分组号及动物 ID 号。

三、灵长类动物体重测定

（1）称重前严格按照所使用电子天平相关的标准操作规程（standard operating procedure，SOP）对电子天平进行相关准备工作。

（2）将称量盘或其他可装载动物的笼具放在天平载物盘上进行除皮；或称重者先站立在电子天平上，待其液晶显示屏上的数字稳定后，除皮或记录称重者的体重。

（3）操作者抓取一只动物，查证核实编号，置于天平上的称量盘中，并读出动物编号及天平显示的读数。记录者记录下对应编号动物的体重（天平显示的读数）。操作者（核查者）则核对记录是否正确，记录者（核查者）核查称重者读出的动物编号及天平显示的读数。或称重者从动物笼中取出实验动物，核对动物编号及耳号（或项圈号）之后抱着动物站在电子天平上，显示屏上的数字为该动物的体重或人与动物的共同体重（共同体重减去称重者体重为动物体重）。或直接称取动物和载物盘的总重量，显示屏上的数字为该动物和载物盘的总体重，然后将动物取出后称取载物盘的重量，动物体重为总重量减去载物盘的重量。

（4）一只动物称重后，进行下一只动物的称重。若称量一只动物后天平读数不为零，则应该重新除皮回到零位，然后再进行下一只动物的称量。

（5）所有动物称重完毕，取下称量盘，并按照所使用电子天平的相关 SOP 操作。

将实验猴用保定笼保定好（不能自由活动，以免影响称重）后，保定笼放于电子秤上（注意将尾巴放于秤面上），待电子秤显示屏上的显示值稳定后，记录所显示的值。记录时，若发现与上次的体重差异较大，应确认正在称重的实验猴是否有误。

体重测定结果是计算供试品和对照品给药量的依据，而且体重的变化，是反映供试品毒性变化的一个重要的指标，所以体重测定结果也是实验中非常重要的指标。原则上，上午称重，给药期间与给药前的称重时间应大致相同。如果实验方案有特别要求的，则按照实验方案的要求进行。测定次数遵照实验方案的要求。

四、灵长类动物的抓取

抓取动物时需两人配合，一人推拉笼具夹层将动物固定在挤压笼内，注意不要夹伤动物，另一人使用捕猴杆套住猴脖套，将猴拉至挤压笼笼门，固定动物后抓猴者向后推笼夹层，打开笼门，反扭猴两臂用手握住肘部以上部位和尾部，然后松掉捕猴杆即可完成抓取。对于体型较小的猴，短时间保定可一手握紧动物肘部以上的前臂，并把臂部反扭到背后，同时，另一手使其双腿伸直将其固定、取出。

五、灵长类动物的保定

实验动物保定是指为使动物实验或其他操作顺利进行而采取适当的方法或设备限制动物的行动，实施这种方法的过程叫保定。实验猴保定的常用方法如下：

（一）麻醉保定

为了避免实验猴在捕捉时产生应激反应可以采用麻醉的方法，即在挤压猴笼内将动物固定，注射氯胺酮（剂量为 $5 \sim 10$ mg/kg），$2 \sim 5$ min 进入麻醉后再将实验猴取出。

用于灵长类实验动物的理想化学保定剂应具备下面特点：①应能迅速麻醉实验猴。②有良好的安全性，因为在保定之前通常不知道其重量，只能估测体重确定药物剂量。③动物苏醒快，食欲、精神及行为恢复迅速。④小剂量即有效，肌内注射方便。⑤副作用小，注射部位无任何不良反应。

（二）猴椅保定

保定椅有多种款式，但基本上都由升降的坐椅和固定实验猴头部的头枷两部分构成。

保定两部分构成椅的优点：①根据实验猴的大小可随意旋转升降或调整座椅的高低位置。②实验猴头枷上颈孔的大小可根据实验猴颈部的粗细调整并将其固定。③保定椅可将实验猴的头部与身体以枷板分开，避免操作者被咬伤。

六、给药途径

选择适当地给药途径是实验取得稳定结果的重要因素。给药剂量、给药浓度、给药时间、给药速度、给药方法及给药次数，在给药前都需准确设计妥当。实验猴给药的方式主要有经口给药和非经口给药。非经口给药又分为静脉给药、腹腔给药、皮下给药及皮内给药等。

（一）经口给药

实验猴经口给药的方法有通过胃导管经口给药和经口直接给胶囊或片剂。通过胃导管经口给药方法是经鼻将鼻饲管插入胃，是一种安全的给药方法，既可以减少刺激，也使给药者容易操作。

在插鼻饲管之前，用导管测量从实验猴的鼻孔沿着颈部到剑突的距离，即为鼻饲管到达胃应插入的距离。用水湿润鼻饲管，以减少鼻饲管插入过程中的阻力。给药者将鼻饲管插入鼻孔，由鼻孔至咽喉部（如插入食道，会有吞咽动作），再插至胃部。如果在插管过程中出现下列情况之一时，则应停止插入，将鼻饲管拔出来后，重新插入：①鼻饲管插入过程中阻力很大，插入困难。②在插入鼻饲管过程中，动物出现剧烈咳嗽或者痉挛。③未能插入到鼻饲管应插入的距离。

鼻饲管插入胃后，连接注射器，回抽，见到胃内容物，则确认鼻饲管已插入胃中；未见到胃内容物，则将鼻饲管拔出重新插入后回抽；若仍未见到胃内容物，则按照以下的标准进行判定，如果能符合以下其中2项的标准时，则可判定为已插入胃中：①确认为负压，无空气进入注射器中。②确认动物无呼吸异常情况。③确认没有空气从鼻饲管与注射器连接处逸出。④手触摸和压迫腹部，胃内空气进入注射器，并确认空气压力。⑤压迫腹部，鼻饲管会因空气压力而翘起。⑥将鼻饲管上下反复插入约5 cm，实验猴无痉挛情况和咳嗽情况出现。缓慢给药，在给药过程中仔细观察实验猴的状态，如果出现咳嗽或者痉挛时，必须立即停止给药，将鼻饲管内的余物除掉后，重新插入鼻饲管后再给药。

给药结束后，一般再给约5 mL水，将鼻饲管中的药液全部排入胃内。当然，在实际操作中，究竟用多少水取决于所给予的供试品或对照品的特性。

当给药结束，准备拔出导管时，应先拔掉注射器，折叠并捏紧导管远端，以避免在拔出导管时胃内液体倒流进入气管。

（二）非经口给药

1. 静脉注射

实验猴静脉注射部位一般包括后肢隐静脉、上肢头静脉（桡静脉）。扎住注射部位血管近心端，固定住实验猴的注射肢体，剪毛、消毒，血管怒张后，将注射针倾斜45°进针插入血管腔，回抽注射器有血回流时，注入药物。注射过程中应掌握好注射速度，并注意观察实验猴的反应，发现异常时，立即停止注射并做急救处理。静脉注射时，同一肢体血管的进针部位应遵循从远心端到近心端的顺序进行。

2. 肌内注射

选择实验猴身体大块肌肉部位注射，主要在后肢大腿的臀肌群（包括臀大肌、臀中肌、臀小肌、阔筋膜张肌、股四头肌等）。有时根据需要可在上臂三角肌或靠近脊柱的颈部或腰部的肌肉进行注射。

注射针沿肌肉纵向并且与注射部位的肌肉平面成大约45°进针，深度为1.5～2.5 cm，注意不要插到骨头、主血管及损伤神经。注射药物前要回抽注射器，如果吸到血液必须更换位置。

3．皮下注射

一般选择实验猴的颈、背部疏松皮肤部位注射。注射前对注射部位做清洁（或剪毛后清洁）、消毒处理。在注入药剂前回抽，如果血液出现在注射器内，退出针头，在另外位置更换针头后重新注射。如果注射遇到阻力，可能是注射针进入了皮内，要调整针头方向或深度重新注射。

4．皮内注射

根据需要选择皮内注射部位，一般选择实验猴眼睑、腹部被毛少的地方或前肢上臂。例如，实验猴进行结核菌素皮试时，选择上眼睑皮内注射。操作流程如下：①消毒眼睑。②绷紧皮肤。③注射针斜面朝外插入，直至针头斜面完全进入皮内为止。④缓慢向皮内注射药物，直至注射部位出现黄豆大小隆起。

5．腹腔内注射

注射前准备好注射器、消毒棉球等材料；根据猴给药量抽取一定的药液或其他可注射物质；抓取猴保定并核对动物编号是否正确，注射部位备皮；消毒棉球消毒猴腹部注射部位，干棉球擦干；用5～7号针头与注射部位成一定的角度刺入猴腹腔；将药物注入猴腹腔，记录实验相关内容。

6．注意事项

（1）为避免针头刺破内脏，可将动物头部放低，使脏器尽量移向横膈处。

（2）腹腔注射时，当针头刺入腹腔时应回抽注射器，如果回抽到组织液、肠内容物、尿液、血液等，均应重新抽取药液，然后再进行注射。避免注射入腹腔血管、肠管或膀胱内。

（3）注射完毕后，应及时记录注射时间、剂量、操作者等信息。

七、体液采集

在动物实验过程中，一般都需要以实验猴的各种体液为基础，进行生理生化等指标的测定。

（一）血液采集

实验猴静脉采血部位有股静脉、上肢头静脉（少量）、下肢隐静脉（少量）、颈静脉（中量）。

（1）上肢头静脉采血。助手将要采血的实验猴肢体握住拉直并固定，采血者用一只手在实验猴肘关节上方压住头静脉的近心端，使血管怒张。将采血针刺入静脉，压住静脉的手略微松弛，抽血。

（2）下肢隐静脉采血。拉直腿，采血者用一只手在实验猴膝关节上方压住隐静脉的近心端，使血管怒张。将采血针刺入静脉，压住静脉的手略微松弛，抽血。

（3）股静脉采血。将大腿平放，拉直，暴露股三角区。采血者触摸股动脉搏动。过大收肌和副半膜肌止点之间，与股动脉相伴上行，在髂耻窝位于动脉内侧，并位于其股动脉内侧。采血者一只手保定大腿，另一手用注射器经皮插入静脉内，采集所需量的血液。

采血针是否插入血管的验证：当有血液流入注射器中则确认已插入静脉，然后采集所需量的血液。如果未见到血液回流，则调节进针方向或深浅，确认血液流入注射器，采集所需量的血液。采血时，同一肢体血管的进针部位应遵循从近心端到远心端顺序进行。

（二）骨髓液采集

实验猴主要穿刺的骨头包括髂骨、股骨、胫骨等。胫骨穿刺的部位一般在胫骨内侧髁下方。除去被毛，用碘伏对采集部位进行消毒；根据皮肤到骨髓腔的大概距离，固定穿刺针的长度。操作者用左手将穿刺部位握紧固定，并绷紧皮肤，右手将穿刺针垂直刺入穿刺部位的骨平面，当穿刺针穿过皮肤，再左右旋转直至穿入骨髓腔（当穿刺针进入骨髓腔时，常有空落感）。抽出穿刺针的针心，看针心壁上是否有骨髓液黏附，用注射器连接穿刺针管，抽取骨髓。如果抽取不出来，可以上下调整穿刺针的深浅，直至抽出骨髓为止。

（三）脑脊液采集

实验猴麻醉后，除去第六腰椎周围的被毛并消毒，侧卧固定，使头部及尾部向腰部尽量弯曲，操作者在实验猴背部用左手拇指、食指固定穿刺部位的皮肤，右手持腰椎穿刺针垂直刺入，当有落空感或动物的后肢跳动时，表明穿刺针已经到达椎管内（蛛网膜下腔）。抽去针芯，即见脑脊液流出，收集脑脊液。

注意事项：如果无脑脊液流出，可能是没有刺破蛛网膜，需要调整进针的方向或深度。如果脑脊液流出太快，需插入针芯稍加阻塞，以免颅内压突然下降导致脑疝。

（四）尿液采集

（1）代谢笼法。采尿前相关工作准备（尿液收集盘、尿液收集管等），将洁净的尿液收集盘放置在实验猴笼下方并放置一定的时间，收集尿液。

（2）手术取尿法。采尿前相关工作准备（麻醉药、手术器械等），抓取实验猴并核对动物 ID 号，然后将实验猴麻醉。常规备皮、消毒，腹部正中切口，暴露膀胱。用膀胱插管或用注射器直接抽取尿液。

（3）压迫法。将实验猴保定，直接挤压膀胱区域或穿刺膀胱采尿。

（4）插管法。雄性实验猴使用阴茎橡皮套管，雌性实验猴进行膀胱插管。

注意事项：根据不同实验的要求可以选用不同的尿液采集方法。①使用代谢笼法进行尿液采集时需注意避免实验猴的饮用水、粪便或饲料碎末污染尿液。②使用手术取尿法进行膀胱插管尿液采集时，应注意勿损伤血管，避免手术创口的血液污染尿液。③月经和外伤出血，会影响到实验结果及数据。④临床检查所用的尿液为新鲜尿液，即 2 h 以内的尿，若 2 h 内无尿则继续延长 2 h。⑤测定尿中排出的药物浓度时，必须在规定的时间内采集尿液。

八、粪便采集

（一）普通粪便采集

采集实验猴粪便时应该小心避免被食物残渣污染。粪便样本不宜在空气中长期放置，若不能马上送临床检验室进行检验，应将样品放入冰箱进行保存。

（二）宏基因组学分析所粪便采样程序

动物禁食过夜，次日清晨，麻醉动物，用 75% 酒精消毒肛门口，待酒精挥发后，用无菌粪便采样匙缓缓插入动物直肠，轻轻旋转采集粪便（每份 0.5 g），将采集到的粪便转移到细胞冻存管内（内旋细胞冻存管），置冰块上短暂保存后将冻存管置液氮猝灭 15 min，液氮淬灭完毕，取出冻存管置 -80 ℃冰箱保存。

九、外科全身麻醉

全身麻醉，即麻醉药通过吸入、静脉注射或肌内注射进入体内，抑制中枢神经使神志（暂时）消失，简称"全麻"。

（一）麻醉前准备

动物麻醉质量的好坏直接影响手术制备中枢神经系统 NHPs 模型的成败，因此，在进行外科手术前应充分做好麻醉前的准备工作。

实验猴在麻醉前应禁食。个体小的种类应禁食 12～16 h。在麻醉期间应密切监测体温、血压、心率及体液平衡，尤其小动物体表面积相对体重较大，最好把麻醉的动物放在一个热垫上，并滴注温热的葡萄糖生理盐水且连续测体温。可以通过监测肌肉紧张度、反射（如眼睑和足爪）、心率、呼吸频率等评估麻醉的程度。然而，单独使用氯胺酮麻醉时，监测麻醉深度非常困难，注意观察动物的肌张度，若肌张度升高，常出现不自主的肢体运动或反射。灵长类动物（如猕猴属动物等）在捕捉时容易受伤，最好使用药物使之处于深度镇静状态。

（二）麻醉药的选择

1. 注射用麻醉药

通过灵长类动物上肢前侧的头静脉注射麻醉药，常用注射用麻醉药如下：

（1）氯胺酮。用于实验猴外科麻醉其优点主要有：①作用持续期短（30～40 min），想要延长麻醉时间可继续给药；②恢复期短（1～3 h）；③呼吸抑制轻微；④镇痛效果好，20～40 mg/kg 氯胺酮可保证整个麻醉过程达到很好的外科麻醉效果；⑤能快速麻醉（2～5 min 进入麻醉）。氯胺酮的缺点包括：①反复应用或大剂量时会产生耐药性；②氯胺酮进行外科麻醉最大的缺点是提高肌肉的紧张度，需要与肌肉松弛药同用。

（2）戊巴比妥钠。在氯胺酮的诱导麻醉下，实验猴按体重 0.5～1.0 mL/kg 静脉注射浓度为 3% 溶液（即 30 mg/mL）的戊巴比妥钠溶液，将能维持外科麻醉 1～3 h，常用于实验猴的中短期的外科操作。但使用高剂量时常发生严重的呼吸抑制，如果麻醉前已用氯胺酮或其他镇静药物，则戊巴比妥钠的量可减少 50%。

（3）阿法沙龙。是很早使用的较理想的外科麻醉剂，尤其适用于小型灵长类动物，该药在体内没有蓄积作用，故可增加剂量以延长麻醉时间。通过每 $10 \sim 15$ min 追加药量（5 mg/kg，iv）或持续静脉滴注，可延长麻醉时间。

（4）异丙酚。是一种新的麻醉药，在实验猴还未大量应用。在以氯胺酮诱导麻醉后，通过静脉匀速地注射异丙酚（$7.5 \sim 12.5$ mg/kg，iv）给药，可用于诱导和维持麻醉，产生良好的外科麻醉效果且苏醒速度平稳，肌松效果好，无呼吸和心血管功能抑制。

2．吸入式麻醉药

吸入式麻醉是指挥发性麻醉药物经呼吸道吸入，通过肺－脑血液循环，抑制中枢神经所产生的麻醉作用。此类麻醉药通常都要以氯胺酮等诱导麻醉，然后通过 T 型管和气管导管或一个面罩进行深入麻醉。吸入式麻醉药主要有以下几种：

1）异氟烷。

（1）药理学作用：诱导和苏醒较快，所以能简便和迅速地调节麻醉深度。它无刺激性、可燃性和易爆性。外科手术中异氟烷的维持浓度一般为 $1.5\% \sim 3.0\%$。

（2）不良反应：对呼吸系统的抑制强于氟烷，但对心血管系统的抑制很轻。

（3）注意事项：它比恩氟烷更少经过生物转化，几乎完全由肺清除。这意味着它对肝药物酶系统的诱导很小，对药代试验和毒理试验的干扰最小，并且因其麻醉诱导快的特性，异氟烷在许多实验中应用十分广泛。

2）甲氧氟烷。

（1）药理学作用：无刺激性、可燃性和易爆性，它还是一种强效麻醉药，有一定的术后镇痛作用。外科手术时，甲氧氟烷的维持浓度一般为 $0.4\% \sim 1.0\%$。

（2）不良反应：和氟烷相比，在相同的麻醉深度下，它对呼吸和心血管系统的抑制较轻，它代谢产生氟化铁从而可能造成肾损伤。除非长时间麻醉，它在动物中使用的危险性很低。

（3）注意事项：由于它诱导缓慢，在灵长类动物麻醉中，最好先用作用时间短的静脉麻醉药诱导麻醉后再用其进行维持麻醉。

3）氟烷。

（1）药理学作用：易挥发，诱导和苏醒很快（$1 \sim 3$ min）。它是强效麻醉药，无刺激性、可燃性和易爆性。实验猴外科手术时氟烷的维持浓度一般为 $1\% \sim 20\%$。

（2）不良反应：氟烷对心血系统有抑制作用。由于心输出量的减少和外周血管扩张，外科手术麻醉过程中可能出现中度低血压。它对呼吸系统也有剂量依赖性抑制作用。部分氟烷经肝代谢，麻醉后肝药酶系统诱导显著。

（3）注意事项：氟烷对多数动物而言是一种好的麻醉药，该药必须由标准化挥发罐给药，以防止简易装置引起致命的高浓度。虽然苏醒很快，但在长时间麻醉时，苏醒还是很慢的。

（三）气管插管

气管插管术是指将一种特制的气管导管通过口腔或鼻腔，经声门置入气管的技术。气管插管是建立人工气道的最有效及最可靠的一种方法，这一技术能为解除呼吸道梗阻、保证呼吸道通畅、清除呼吸道分泌物、防止误吸、进行辅助或控制呼吸等提供最佳条件。无论任何情况，实验猴采用气管插管在保持气道通畅和及时排除废气方面都优于面罩。气管插管前应在喉部喷利多卡因，麻醉诱导后使用 T 型管或 Bain 回路，以供给氧和麻醉气体。

在氯胺酮麻醉下，实验猴的咽反射没有完全消失，故插管较困难，气管导管的大小取决于动物的体重。例如，4～5 kg 实验猴的导管直径为 4 mm，灵长类动物颈部短，插管时应注意不要插到气管分叉处。

（四）麻醉意外及其处置

在麻醉 NHPs 过程中，应密切监测动物的状态，做到及时发现、及时处理，避免意外情况发生。

1. 呼吸系统监测

（1）呼吸频率观察。动物麻醉过程中，若动物平静、放松、合作时，应记录动物的呼吸状况，动物呼吸频率超过安静状态的 40%，往往意味着动物将发生呼吸衰竭。

（2）潮气量变化监测。动物自主呼吸的潮气量渐进性下降也意味着呼吸衰竭将发生。因此，麻醉过程中应注意观察动物的黏膜，黏膜上出现蓝色斑块，表明低氧血症的发生，可能危及生命。大多数动物只有在氧饱和度降低至 50% 以下时，才会有明显的紫绀；麻醉过程中，可采用 PetMAP + II 多功能生理记录仪，监测动物脉搏血氧饱和度，正常猴的血氧饱和度在 93%～98%，若血氧饱和度降低超过 10% 应尽快处理。

（3）处置方法。①如使用麻醉回路管理和氧供应，应检查氧气供应是正常。②检测呼吸管道连接有无脱开。③如使用挥发性麻醉药，则将其浓度调到零，并迅速增加氧气量。④若正在静脉注射药物，应立即停止，实施抢救，并考虑是否需要用拮抗药物处理。⑤观察胸部运动，确保气体在肺内循环。⑥若分泌物过多，立即轻柔吸痰，通过气管内导管清理呼吸道。

2. 心血管系统监测

在麻醉过程中采用心电监护仪或 PetMAP + II 多功能生理记录仪监测体温、血压、心率等指标。

（1）体温监测。严重的循环衰竭会导致动物体温下降。

（2）血压监测。心脏衰竭过程中，体循环动脉压会下降，麻醉期间动物的动脉压应保持在 60～70 mmHg。

（3）心率监测。循环紊乱也可能引起心率和节律的改变，失血可能引起心率代偿性加快，而严重的心率缓慢可能与迷走神经的刺激有关，若术中处理颈部神经可能引起明显低血压，甚至导致心脏骤停。

（4）处置办法。①行呼吸麻醉前，进行气管插管，插管后应给予 100% 的纯氧通气。②麻醉过程中，实时监测动物体温变化。③若心脏骤停，应立即进行胸外心脏按压，频率保持在 60～70 次/分。④若动物出现心律失常，可用抗心律失常药进行急救。通常使用的药物包括溴苄胺（5～10 mg/kg）、阿托品（0.02 mg/kg）。若有必要，可以输注异丙肾上腺素 [5～20 μg/(kg·min)]。若发现心脏已骤停，可通过心内注射上述药物。

3．液体平衡

在麻醉过程中，通过纠正体液平衡来支持循环极其重要。一个健康的未麻醉的动物可耐受快速丢失循环血量的10%，一旦超过20%，则应迅速补充全血或生理盐水以达到体液平衡。液体补充的方法主要有：

（1）麻醉前，自同种动物体内抽取全血保存于柠檬酸右旋糖盐（acid citrate dextrose，ACD）溶液中，全血补充速度为每30～60 min补充完血容量的10%。

（2）若无全血，库存血浆或血浆扩容剂（如海脉素或羟乙基淀粉）也可使用。

（3）若上述液体均无，也可输入0.9%的生理盐水。输入剂量为失血量的3～5倍。

4．体温过低

体温过低将增加挥发性麻醉剂的效能，使动物苏醒的时间延长，严重时可能导致麻醉死亡。因此，大多数动物需要额外加温，防止或减少热量丢失。

应对措施主要包括：①以棉毛织品盖住动物。②打开手术台加热系统，温度控制在40 ℃以内。③用加热灯或加热毯对动物保暖，温度控制在40 ℃以内。

5．呕吐和反流

呕吐和胃内容物反流可发生于麻醉诱导期或苏醒期，这是一个潜在的严重风险，若处置不当，容易引起动物呼吸道梗阻或窒息死亡。麻醉前严格禁食12～16 h至关重要。

若发现上述情况发生，应立即：①将动物头部置于低位，并用纸巾吸出口腔或喉内呕吐物。②若无有效的吸引装置，可临时用大口径导管或50 mL注射器针筒替代，吸出呕吐物。③呕吐物已吸出后，应给氧并通气，给予广谱抗生素，并立即静脉注射皮质醇（30 mg/kg的甲泼尼龙）或类固醇类药物。

（五）苏醒

在麻醉复苏期的处理原则同其他动物相同，在实验猴恢复咬合能力前应拔出气管插管，但此时自主呼吸反射必须恢复。在术后期间热量和体液的丢失也是需要注意的问题，应根据实际情况进行保温（如动物术后放回笼具时用毛巾或毯包裹、覆盖）直到实验猴苏醒。

十、安死术

安死术是指用公众认可的以人道的方法处死动物的技术。其含义是使动物在没有惊恐和痛苦的状态下安静地、无痛苦地死亡。NHPs动物实施安死术时常采用以下操作流程：

（1）诱导麻醉。用氯胺酮（剂量：5～10 mg/kg）进行肌内注射麻醉，以减少实验猴的痛苦和惊慌及人员安全。

（2）致死麻醉。用戊巴比妥钠水溶液（剂量：0.4～0.5 mL/kg）进行静脉注射。麻醉剂含量：64.8 mg/mL，即1 mL注射用水∶64.8 mg戊巴比妥钠。

（3）死亡判断。动物麻醉后出现意识完全消失、心跳停止，即判定动物死亡。

十一、灌注及脑组织取材流程

（1）4%多聚甲醛（PFA）的磷酸盐缓冲液（PBS）的配制。称取40 g多聚甲醛溶于装有 500 mL 焦碳酸二乙酯（DEPC）水的玻璃容器（烧杯或烧瓶）中，将烧杯置通风橱中持续加热磁力搅拌至 60～65 ℃，使成乳白色悬液。用 1.0 mol/L NaOH 调节 pH 至 7.0，使呈清亮状（滴加），再加入约 500 mL PBS，充分混匀（在冰浴或冷水浴中），检测 pH，过滤后定容至 1 000 mL，室温或 4 ℃保存备用。

（2）麻醉。先用 8 mg/kg 盐酸氯胺酮注射液肌内注射诱导麻醉，再给予 30 mg/mL 戊巴比妥钠溶液，按 1 mL/kg 静脉注射，使动物进入麻醉第三期第二级。

（3）备皮。在右侧腹股沟区备皮。

（4）暴露股动脉。选择右侧腹股沟区直切口，长约 10 cm，钝性分离皮下组织、暴露股动脉。

（5）股动脉插导管。采用动脉夹或止血钳夹住股动脉两端，在中间血管壁上剪一小口或在小口内插入塑料导管。

（6）放血。先松开远心端的止血钳，然后再松开近心端的止血钳，放血至血流缓慢。

（7）腹主动脉阻断。开腹后用止血钳夹住腹主动脉。

（8）剪心耳。用 12 号针头连接输液器，针头从左心室插入并固定，剪破右心耳，打开输液器至最大流速。

（9）灌注生理盐水。用生理盐水灌注至右心耳流出的液体清亮（约 2 L）。

（10）灌注多聚甲醛。用 4% 多聚甲醛灌注至动物牙关紧闭（约 2 L），移除针头和输液器。

（11）头皮暴露。切开头皮、清除干净颞肌。

（12）硬脑膜暴露。用开颅电锯沿双侧眶上缘、颞上线、枕骨隆突连线锯开，形成骨瓣，勿损伤硬脑膜。

（13）取脑组织。剪开硬脑膜、离断出入颅的神经血管，取出脑组织。

参考文献

［1］孙晓梅. 非人灵长类动物模型在核酸疫苗研究中的应用及前景 ［J］. 中国实验动物学杂志，1998，8（4）：249-250.

［2］MOSS M, JONAK E. Cerebrovascular disease and dementia：a primate model of hypertension and cognition. Alzheimer's &Dementia ［J］. The journal of the alzheimer's association, 2007, 2（3）：S6-S15.

［3］PERRETTA G. Non-human primate models in neuroscience research. Scand ［J］. J Lab Anim Sci, 2009, 36（1）：36.

［4］SUZUKI M, YAMAMOTO D, SUZUKI T, et al. High fat and high fructose diet induced intracranial atherosclerosis and enhanced vasoconstrictor responses in non-human primate ［J］. Life sciences, 2006, 80：200-204.

［5］NEMOTO E M, BLEYAERT A L, STEZOSKI S W, et al. Global brain ischemia：a reproducible monkey model ［J］. Stroke, 1977, 8（5）：558-564.

［6］SUNDT T M, WALTZ A G. Experimental cerebral infarction：retro-orbital, extra-dural approach for occluding the middle cerebral artery［J］. Proc Mayo Clin, 1966, 41：159 - 168.

［7］ HUDGINS W R, GARCIA J H. Transorbital approach to the middle cerebral artery of the squirrel monkey：a technique for experimental cerebral infarction applicable to ultrastructural studies［J］. Stroke, 1970, 1 (2)：107 - 111.

［8］ 刘晟, 王维, 于小平, 等. MPTP 诱导猴偏侧帕金森病模型的制作［J］. 中国医学影像技术, 2006, 22 (3)：353 - 356.

［9］ WOLF D. The non-human primate oocyte and embryo as a model for women, or is it vice versa［J］. Theriogenology, 2008, 69 (1)：31 - 36.

［10］ WOLF D, MITALIPOV S, BYRNE J. Primate models for the assisted reproductive technologies and embryonic stem cell biology［J］. Sourcebook of models for biomedical research, 2008, pp397 - 404.

［11］ CARTER A. Animal models of human placentation：a review［J］. Placenta, 2007, 28 (21)：S41 - S47.

［12］ 孙晓梅, 陈瑜, 李春花, 等. 食蟹猴少精弱精动物模型建立的研究［J］. 实验动物科学与管理, 2006, 23 (2)：22 - 25.

［13］ 宗利丽, 李亚里, 汪龙霞, 等. 子宫内膜异位症猕猴动物模型的建立［J］. 第一军医大学学报, 2003, 23 (10)：1006 - 1009.

［14］ 尤昭玲, 马红霞, 陈俊明, 等. 恒河猴子宫内膜炎性出血模型的建立［J］. 中国比较医学杂志, 2003, 13 (5)：310 - 312.

［15］ 范春梅, 周建华. 猕猴早孕模型的建立及超声学诊断［J］. 动物学杂志, 2001, 36 (5)：62 - 63.

［16］ 徐传磊, 陈艳明, 徐志勇, 等. 建立食蟹猴糖尿病模型的研究［J］. 广州中医药大学学报, 2009, 26 (1)：91 - 94.

［17］ 庞荣清, 何占龙, 王惠萱, 等. 实验性猕猴 1 型糖尿病模型的建立及评价［J］. 中国兽医学报, 2007, 27 (2)：234 - 236.

［18］ 唐东红, 代解杰. STZ 诱发实验恒河猴糖尿病性视网膜并发症模型的建立［J］. 中国实验动物学报, 2002, 10 (3)：173.

［19］ 代解杰, 孙晓梅, 匡德宣, 等. 实验恒河猴糖尿病动物模型建立及视网膜并发症的研究［J］. 中国实验动物学报, 2005, S1：28 - 29.

［20］ 曾宪利, 裴国献, 金丹, 等. 血管化组织工程骨修复猕猴胫骨缺损模型的建立及初步观察［J］. 中华创伤骨科杂志, 2005, 7 (4)：353 - 357.

［21］ 戴毅, 孙兴怀, 郭文毅, 等. 恒河猴慢性青光眼模型的建立及相关生物学特性［J］. 中国实验动物学报, 2005, 13 (2)：68.

［22］ 丁娟, 赵堪兴, 史学锋, 等. 棉耳绒猴弱视模型的建立［J］. 中国实验动物学报, 2007, 15 (6)：477 - 477.

［23］ 李晓延, 陈刚, 白建华, 等. 恒河猴同种异体原位经典式肝移植模型的建立［J］. 昆明医学院学报, 2008, 29 (5)：72.

［24］李纲，尚玉璞，曾林，等. 食蟹猴肾移植模型的建立［J］. 中国比较医学杂志，2008，18（10）：5－7.

［25］陈刚，陈实，王西墨，等. 建立猪心脏移植至猕猴腹腔内的异位心脏移植模型［J］. 中华器官移植杂志，2006，27（8）：485－488.

［26］刘丽辉，孙琪云，胡锴勋，等. 猕猴非清髓单倍相合造血干细胞移植模型的建立［J］. 中国实验血液学杂志，2005，13（4）：677－682.

［27］邓少嫦，吴玉娥，闵凡贵，等. 禽流感 H5N1 亚型病毒感染恒河猴模型的建立及禽流感发病机制初探［J］. 中国实验动物学报，2005，S1：50－51.

［28］侯炜，杨占秋，朱润庆，等. 恒河猴感染 SARS 病毒致病模型的建立［J］. 中国病毒学，2004，19（6）：545－548.

［29］李平，关崇芬. SIVmac 感染恒河猴诱发猴艾滋病模型的免疫学特征［J］. 中国中医基础医学杂志，2004，10（6）：30.

［30］吴小闲，何伏秋. 猴免疫缺陷病毒（SIV）慢性感染猴模型的建立［J］. 广州中医药大学学报，2000，17（4）：355－357.

［31］张文志，张贞姬，刘学领，等. 实验感染恒河猴建立庚型肝炎动物模型的研究［J］. 中国实验动物学杂志，1998，8（3）：152.

［32］SCHWARTZ S M, KEMNITZ J W. Age and gender re Lated changes in body size, adiposity and endocrine and metabolic parameters in free-ranging rhesus macaques［J］. J Anthropo, 1992, 89：109－121.

［33］TIGGERS J. Novel inclusion bodies in bets cells of cordial area 4 of aged rhesus monkeys［J］. Anat Rec, 1992, 233：162－168.

［34］李葆明，梅镇彤. 在近缓分辨作业学习过程中猕猴大脑皮质慢电位的变化［J］. 生理学报，1990，42：9－17.

［35］刘觐龙，宿双宁. 乙酰胆碱在猕猴额叶神经元认知功能中的作用［J］. 中国科学 B 辑，1993，23：I72－179.

［36］KING F A, YARRHOUGH C J. Studies in neurobiology and aging at the United States national institutes of health-sponsored regional primate research center.［J］Am J Primatol, 1994, 34：41－50.

［37］李学拥，陈绍宗，李跃军，等. 猴失神经手指神经植入后游离末梢的溃变与再生［J］. 中华显微外科杂志，1998，21（4）：283－284.

［38］HERNANDEZ R D, HUBISZ M J, WHEELER D A, et al. Demographic histories and patterns of linkage disequilibrium in Chinese and India Rhesus Macaques［J］. Science, 2007, 316（5822）：240－243.

［39］KANTHASWAMY S, OLDT R F, et al. ABO blood group phcnotype frequency estimation using molecular phenotyping in rhesus and cynomolgus macaques［J］. HLA, 2017, 90（5）：295－299.

［40］叶智彰，彭燕章，张耀平. 猕猴解剖［M］. 北京：科学出版社，1985.

［41］郑振钰. 最新实验动物实验技术操作规范、手术创新与评价及实验动物全面质量

管理实用手册［M］．北京：中国医药科技电子出版社，2006.

［42］王训立，周建华，范春梅．雄性恒河猴生殖功能的季节性变化［J］．中国兽医学报，2002，22（4）：375－377.

［43］陈子亮，李学家，张秀娟，等．提高实验猴繁殖率的综合措施［J］．中国比较医学杂志，2010，20（1）：69－70.

［44］陈子亮，李学家，刘晓明．实验猴中暑的防治［J］．中国兽医杂志，2009，45（1）：79－80.

［45］李学家，陈子亮，季芳，等．两种方案对断奶仔猴慢性肠炎的治疗效果比较［J］．中国比较医学杂志，2008，18（12）：50－52.

［46］陈子亮，李学家，饶军华，等．实验猴直肠脱的防治［J］．中国比较医学杂志，2009，19（4）：76－77.

［47］陈子亮，张秀娟，李学家，等．猕猴开放式饲养管理技术［J］．实验动物与比较医学杂志，2011，31（2）：134－136.

［48］陈子亮，李学家，蔺涛，等．一例猕猴尿潴留的诊断与治疗方法初探［J］．中国兽医杂志，2013，49（9）：78－79.

［49］林昆华．灵长类动物疾病学［M］．北京：北京农业大学版社，1994.

［50］李尧清，杨小玲，秦建琼，等．氯胺酮在实验动物麻醉中的应用分析［J］．上海实验动物科学，2001，21（3）：169－170.

［51］花秀春，时彦胜，耿志贤，等．猕猴外伤及其感染的治疗与护理［J］．中国比较医学杂志，2009，29（6）：399－401.

［52］杨玲焰，王立鹏，荣荣．恒河猴和食蟹猴 ABO 血型竞争性等位基因 PCR（KASP）检测方法的建立［J］．中国比较医学杂志，2019，29（8）：31－36.

第二章　大脑中动脉闭塞灵长类动物模型
——经翼点入路手术方法

第一节　概　　述

灵长类动物的脑血管解剖与人类非常相似，利用 NHPs 建立的脑缺血梗死模型是研究人类脑血管疾病发病机理、损伤机制和防治措施的重要工具。大脑中动脉闭塞（middle cerebral artery occlusion，MCAO）模型是目前 NHPs 动物模型中应用数量最多、应用范围最广的模型之一，它在基础医学研究、临床医学研究、药学研究等许多方面发挥着不可替代的作用。

一、MCAO 动物模型的主要制作方法

（一）压迫血管法

Nemoto 等于 1977 年利用止血带压迫猴颈部造成头部血流减少，配合控制性低血压完成了猴脑缺血模型的制作。结果发现，16 min 的止血带压迫能造成稳定的脑缺血症状。此种方法适用于制作全脑弥漫性缺血模型，不能进行单侧或特定部位脑缺血模型的制作。

（二）经眶入路法

Sundt 等于 1966 年应用眶后硬膜外入路的手术方法夹闭松鼠猴大脑中动脉进行 MCAO 模型的制作并获得成功。Hudgins 等于 1970 年对此手术方法进行改良，采用经眶入路并打开蛛网膜下腔的手术方法夹闭松鼠猴大脑中动脉进行模型制作，使成功率提高，并使模型获得较稳定的症状体征。对其模型成功与否的评价主要根据症状体征和用伊文思蓝对脑组织切片的染色来确定。de la Torre 等于 1976 年应用这种方法制作恒河猴脑缺血模型，进行地塞米松等药物对神经保护作用的研究。此后，欧美及日本等国家的学者常用此方法来获得模型。其优点在于技术比较成熟，操作相对简单，模型制作时间较短；缺点在于创伤较大，动物死亡率高，且术后单眼视觉对后续实验的影响无法消除。在国际上越来越重视动物福利的今天，这种方法由于动物福利差、脑组织以外的器官损伤过多而逐渐被淘汰。

（三）介入栓塞法

Jungreis 等于 2003 年利用介入手术方法，用导管把弹簧圈送入猴大脑后动脉进行永久栓塞，同时把可伸缩球囊送至同侧颅内颈内动脉分叉处进行暂时性栓塞，持续一段时

间后撤出球囊使颈内动脉再通来制作单侧脑缺血再灌注模型。de Crespigny 等于 2005 年应用股动脉插管方法，将微导管送至猴大脑中动脉以阻塞血流，制作单侧 MCAO 模型，并采用磁共振成像（magnetic resonance imaging，MRI）进行检查，结果显示猴大脑中动脉梗死与人类的相似。Kito 等于 2001 年将食蟹猴自体血栓注入预先置入颈内动脉的导管内，从而建立大脑中动脉自体血栓模型。Susumu 等于 2006 年通过类似的方法向猴颈内动脉注入自体血栓的方法阻塞大脑中动脉，制作大脑中动脉血栓模型，用以研究某些药物的作用。Gao 等于 2006 年用特制的球囊导管自猴颈动脉内放入大脑中动脉的远侧段完成血流闭塞，制作 MCAO 模型。潘兴华等用导管介入法将聚乙烯醇（PVA）栓子输送至猕猴左侧大脑中动脉，使大脑中动脉分支动脉栓塞，诱发缺血性脑损伤。脑血管栓塞前造影明显可观察到左侧大脑中动脉血管树及其分支分布情况，栓塞后血管造影证实额颞区无血管显示，模型制作成功。徐军红等于 2012 年将猕猴作为实验动物，经股动脉穿刺插管引入微导管超选择性造影至大脑中动脉注入适量自体血栓，制作 MCAO 模型成功，并观察到栓塞后 2 h 即可由 MRI 扩散加权成像（diffusion-weighted imaging，DWI）分辨出梗死灶。同年，邱维加等利用动脉插管至大脑中动脉的介入方法注入猕猴自体白色血栓制作缺血模型。制作的模型可以通过脑血管造影、磁共振血管成像（magnetic resonance angiography，MRA）、MRI、氯化三苯基四氮唑（TTC）染色和神经行为功能评分等进行评价。这类方法优点是成功率高、重复性好、操作相对简单，缺点是需要专业放射设备和场地，耗材昂贵，对操作者及动物有放射性损害。

（四）经颅手术法

R. F. Dodson 等于 1976 年用开颅手术方法对松鼠猴大脑中动脉进行夹闭，来进行夹闭后血管的超微结构变化的研究。随着医学技术和手术器械设备的发展，应用显微外科的方法进行损伤更小、死亡率更低、成功率更高的开颅手术，使直视下通过夹闭大脑中动脉（或其他颅内血管分支）来制作脑缺血模型成为可能。Sasaki 等于 2011 年以非洲绿猴为实验动物，利用额颞入路（翼点入路）开颅的方法，在手术显微镜下应用显微外科手术方法分离外侧裂，逐步暴露大脑中动脉 M1 段起始部，直视下用微动脉瘤夹将其夹闭，成功建立 MCAO 模型。此方法的优点是直视下夹闭动脉，成功率高，可制作永久缺血或缺血再灌注模型，可对颅内其他动脉进行夹闭，从而选择性制作相应部位的缺血模型；缺点是对手术操作者要求高，必须掌握相应的解剖知识，具备相应的显微外科操作技能，手术时间较长。

（五）经颈线栓法

Freret 等于 2007 年在超声多普勒监测血流的情况下，将尼龙线自绒猴的颈动脉内向上塞入大脑中动脉分叉处，并阻塞大脑中动脉来制作脑缺血模型。这种方法的优点是微侵袭、损伤小，缺点是不能直视下完成血管的闭塞。由于颈内动脉的天然迂曲而使尼龙线在盲插的情况下难以顺利向上塞入至大脑中动脉分叉处并将其堵塞，易导致失败。相对于因在大鼠上的成功而广泛应用而言，线栓法制作 MCAO NHPs 模型目前并不成熟。

（六）光化学法

朱华等于 2008 年对成年食蟹猴静脉注射玫瑰红 B（35 mg/kg 体重），5 min 后用冷光源照射大脑皮层中央前回 10 min。第一次注射 10 min 后注射第二次玫瑰红 B，浓度与第一次相同。照射完毕后，向颞侧移动光源发光口，在另一点照射 10 min。利用影像学、神经功能缺损评分和组织病理学对模型进行评估。动物清醒后表现出不同程度的脑缺血症状和体征。病理学检查可见明显的坏死灶。坏死灶周围脑组织水肿，神经细胞变性坏死。此方法的优点是操作简单、损伤较小；缺点是其损伤机理与脑梗死发病机理不同，不能真实地模仿人的发病情况，对脑组织有原发损伤，成功率不稳定，闭塞脑深部血管比闭塞脑表面血管难度大。

二、经颅手术法与介入栓塞法的比较

目前，国际上应用较为普遍的 MCAO NHPs 制作方法主要是经颅手术法与介入栓塞法。经颅手术法利用翼点入路开颅，应用显微外科的方法，在直视下夹闭大脑中动脉（或其他颅内血管分支）来制作 MCAO 模型；而介入栓塞法利用介入手术方法，通过微导管释放弹簧圈、输送可伸缩球囊、注入自体血栓等方式制作永久缺血或缺血再灌注模型。这两种方法成功率均较高，稳定性较好，动物福利较好，有广阔的发展前景。这两种方法也有许多不同之处。相对于介入栓塞法而言，经颅手术法主要有如下优点：①无射线照射，因此对动物无射线造成的继发损伤，操作人员不会受到射线伤害。②能够制作几乎所有大脑中动脉（middle cerebral artery，MCA）主要分支选择性闭塞模型，以满足后续不同实验的需求。③无需价格高昂的耗材，无需特殊设备和场地。④对操作人员无伤害及较低制作成本使其具有大批量生产的优势。⑤术中去骨瓣减压使模型制作成功后致命的脑疝并发症发生率明显降低，从而有效降低死亡率，提高成功率。

相对于介入栓塞法而言，经颅手术法的缺点主要有：①手术创伤较大，需要去骨瓣开颅，暴露并分离脑组织。②手术时间较长。③可能继发开颅手术相关的并发症。

三、选择性大脑中动脉闭塞动物模型的兴起

随着科学研究的日益深入及科学应用的日益细化，许多学者或科研人员除需要传统的 MCAO NHPs 模型以外，还需要特殊的 MCAO NHPs 模型，即选择性大脑中动脉闭塞（selective middle cerebral artery occlusion，sMCAO）NHPs 模型以满足其后续科研应用。sMCAO 模型并非由传统的 MCA 起始部闭塞而获得，而是选择性地仅闭塞某个或某些 MCA 主要分支，从而造成该 MCA 分支支配范围内特定部位的脑梗死，导致特定症状和影像学表现，而其他 MCA 分支支配范围内的脑组织保持正常。传统的 MCAO 造成同侧 MCA 支配范围内的额、顶、颞叶大脑皮质及其深部的基底节、丘脑等组织梗死。在一些特定的研究中，传统的 MCAO 模型达不到研究需要。例如：一些学者需要局限于基底节的梗死模型，而 MCA 支配范围内的额、顶、颞叶大脑皮质需要保持正常；一些学者需要研究脑梗死对丘脑、基底节的继发性损伤，需要保证 MCA 支配范围内的基底节、丘脑组织等组织保持正常血供；一些学者需要颞叶梗死模型，而 MCA 支配范围内的额、顶叶大脑皮质及基底节、丘脑等组织需要保持正常血供。我们率先提出了经翼点入

路进行 sMCAO NHPs 模型的制作理念。由于翼点入路手术可以暴露几乎所有 MCA 主要分支，因而能够满足制作 sMCAO 的要求，目前该手术在这方面的优势是其他方法所难以达到的。

第二节　大脑中动脉闭塞灵长类动物模型制作机理

经翼点入路显微手术制作 MCAO NHPs 模型的制作机理为：通过显微外科操作，骨窗或骨瓣开颅，显微镜下分开大脑外侧裂，直视下暴露 NHPs 大脑中动脉或某些主要分支，使之暂时或永久性闭塞，从而导致其支配的相应部位脑组织发生永久性缺血损伤或缺血再灌注损伤，并产生相应的神经功能缺失。由于此入路是利用大脑的自然腔隙到达 MCA 及其主要分支，理论上手术过程不额外损伤周围正常脑组织。能够较好地模拟脑梗死疾病的发生和发展，可重复性较好，模型制作成功率较高，动物福利较好。

一、灵长类动物大脑中动脉分段及其主要分支解剖

目前，国际上仍缺乏对 NHPs MCA 分段及分支研究结果的共识。对其分段及分支的描述主要依据人类 MCA 的解剖学研究。我们通过灌注食蟹猴的 MCA 进行解剖学研究，了解其形态、分段及分支情况。研究结果表明，食蟹猴的 MCA 总体形态、分段及分支与人类的相似，但也有其特殊性。例如，与视神经和动眼神经相比，其 MCA 主干直径明显较细；血管走行及分支变异较常见；拥有更为广泛的侧支循环。我们将食蟹猴 MCA 分为 M1 段（蝶骨段）、M2 段（岛叶段）、M3 段（岛盖段）及 M4 段（皮层段）。其中在 M1 段近端可见多根支配丘脑、基底节的豆纹动脉（LSA），而支配额、顶、颞叶的其他分支则主要由 M1 段远端至 M3 段发出。其 M2 段分叉部形状变化多样，可为锐角或钝角（图 2-1 至图 2-5）。

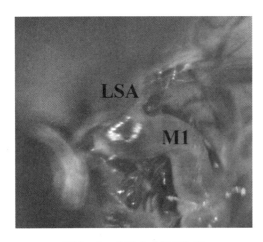

图 2-1　大脑中动脉 M1 段

LSA：豆纹动脉；M1：左侧大脑中动脉 M1 段近端。（初晨宇提供）

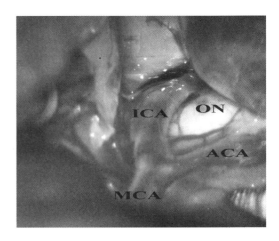

图 2-2　颈内动脉末端

ICA：左侧颈内动脉；ON：左侧视神经；ACA：左侧大脑前动脉；MCA：左侧大脑中动脉。（初晨宇提供）

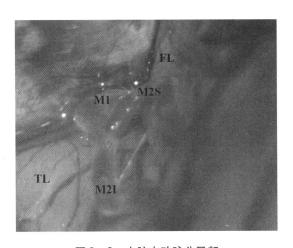

图 2-3　大脑中动脉分叉部

M1：左侧大脑中动脉 M1 段远端；FL：左侧额叶；M2S：左侧大脑中动脉 M2 段分叉部上干；M2I：左侧大脑中动脉 M2 段分叉部下干；TL：左侧颞叶。（初晨宇提供）

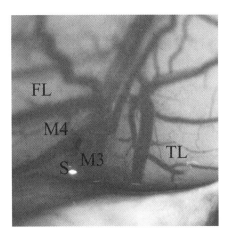

图 2-4　大脑中动脉 M3 段、M4 段

M3：左侧大脑中动脉 M3 段；M4：左侧大脑中动脉 M4 段；FL：左侧额叶；S：外侧裂；TL：左侧颞叶。（初晨宇提供）

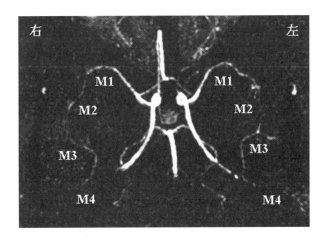

图 2-5　NHPs MRA 图像

NHPs MRA 显示 MCA 主干及其主要分支，左侧 M2 段分叉部清晰可见。（初晨宇提供）

二、不同部位大脑中动脉闭塞产生不同结果

一侧 MCA 血液主要供应同侧额、顶、颞叶皮层及其深部的部分丘脑、基底节、内囊等结构。因此，MCA 起始部闭塞可导致同侧额、顶、颞叶皮层及其深部的部分丘脑、基底节、内囊等结构梗死性损伤，产生较为典型的对侧肢体偏瘫、偏身感觉障碍及偏盲；如仅闭塞 MCA 近端数条豆纹动脉，可仅导致同侧部分丘脑、基底节、内囊等结构梗死性损伤，上述"三偏症"不典型；如仅闭塞 M2 远端分支，可仅导致同侧额、顶、颞叶皮层梗死性损伤，从瘫痪程度来讲，对侧上肢瘫痪往往较下肢瘫痪明显，甚至仅表现为对侧上肢不全瘫痪；如仅闭塞 M3 段甚至 M4 段分支，可仅导致同侧局部某一脑叶皮层梗死

性损伤，感觉运动损伤症状不明显，可有轻度对侧中枢性面瘫或仅表现为行为异常。

在进行 MCA 闭塞时，可以有两种方法：一种是永久性闭塞，即应用双极电凝将血管电灼闭塞并剪断；另一种是用迷你动脉瘤夹暂时夹闭血管，阻断血流，达到预期时间后放开动脉瘤夹，恢复血供，造成该血管支配区域脑组织缺血再灌注损伤。可根据不同实验要求选择这两种方法。

第三节　大脑中动脉闭塞灵长类动物模型的制作过程

一、动物模型制作必备器械

满足神经外科手术需求的手术显微镜（放大倍率最好为 25 倍以上）、单极电刀、双极电凝、电动开颅钻、显微操作器械（显微吸引器、显微神经剥离子、显微剪、显微枪状镊等）及其他常用开颅器械。

二、术前准备及麻醉

食蟹猴（6～9 岁，6～10 kg，公猴）单笼饲养，常规术前 12 h 禁食，头部备皮，建立静脉输液通道。应用氯胺酮（10 mg/kg）肌注诱导麻醉后，行气管插管，接动物专用麻醉机，吸入异氟醚（1.5%～3.0%）维持麻醉状态。

三、手术步骤

（1）仰卧位，头偏向对侧 60°左右，使术侧额颞部在上。用动物头架或立体定位仪固定头颅，碘伏消毒术区皮肤，常规铺单。

（2）取耳前弧形切口，起自颧弓平面，止于前额中线。切开皮肤、皮下组织，暴露颞筋膜及颞肌，将皮瓣翻向额侧（图 2-6）。电刀弧形切开颞肌，并自颅骨剥离颞肌至颧弓上缘，将肌肉瓣牵开并翻向额颞侧，暴露翼点区域颅骨。

（3）在前额及后颞各钻 1 枚骨孔（图 2-7），铣刀铣下约 3 cm×2 cm 椭圆形骨瓣。咬骨钳咬除部分蝶骨嵴，向额颞底方向扩大骨窗，直至接近颧弓上缘，暴露其下方硬脑膜，骨缘用骨蜡充分止血。

（4）以蝶骨嵴为中心弧形剪开硬脑膜并翻向额颞底方向，暴露外侧裂及其周围额颞叶脑组织（图 2-8）。显微镜下仔细分离侧裂血管，沿蝶骨嵴方向由浅入深锐性分离蛛网膜，由外至内暴露大脑中动脉，注意辨识并保护周围正常解剖结构（图 2-9）。术中根据不同模型需求选择暴露大脑中动脉的节段和深度。注意应用棉片保护周围正常脑组织。

（5）电凝并离断要闭塞的 MCA 主干或其主要分支（图 2-10 至图 2-15），仔细止血，用生理盐水冲洗术野，使硬脑膜敞开，骨缘周围硬膜悬吊，清点棉片及器械无误后依次缝合颞肌、皮下及皮肤切口。如行 MCA 起始部闭塞，建议同时弃骨瓣减压，硬脑膜放射状剪开，预防脑疝的发生。如行 MCA 远端闭塞，制作小范围脑梗死的模型，也可缝合硬膜，还纳骨瓣并固定。

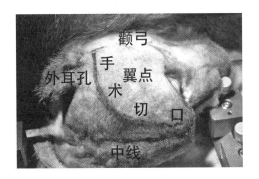

图2-6　手术切口

（初晨宇提供）

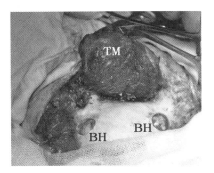

图2-7　显露骨瓣

M：颞肌；BH：颅骨钻孔。（初晨宇提供）

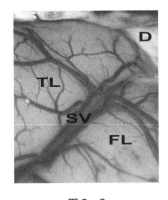

图2-8

TL：左侧颞叶；D：硬脑膜（已翻开）；FL：左侧额叶；SV：侧裂浅静。（初晨宇提供）

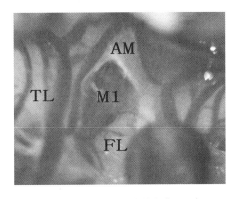

图2-9　显露侧裂

TL：左侧颞叶；AM：脑池蛛网膜；M1：左侧大脑中动脉M1段远端；FL：左侧额叶。（初晨宇提供）

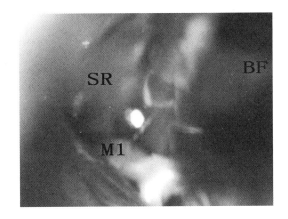

图2-10　电凝闭塞大脑中动脉

SR：左侧蝶骨嵴；BF：双极电凝；M1：已电凝的左侧大脑中动脉M1段远端。（初晨宇提供）

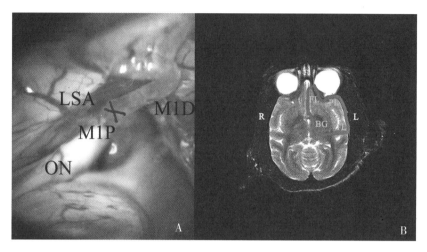

图 2 - 11 经典 MCAO（M1 起始部或 M1 近端阻断）及术后 MRI

A. 左侧大脑中动脉起始部闭塞（叉号处）示意图。M1P：左侧大脑中动脉 M1 近端（MCA 起始部）；M1D：左侧大脑中动脉 M1 远端（MCA 分叉部）；LSA：左侧豆纹动脉（深部穿动脉）；ON：左侧视神经。B. MRI T2 像示意图，显示左侧划线区域内为梗死范围，累及额、颞、顶叶及基底节区。（初晨宇提供）

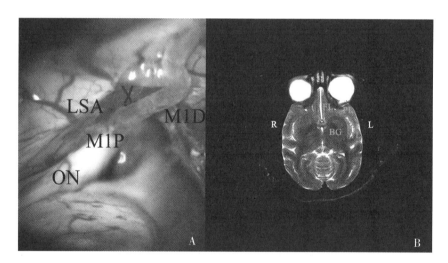

图 2 - 12 豆纹动脉 MCAO（sMCAO）及术后 MRI

A. 左侧豆纹动脉闭塞（叉号处）示意图。M1P：左侧大脑中动脉 M1 近端（MCA 起始部）；M1D：左侧大脑中动脉 M1 远端（MCA 分叉部）；LSA：左侧豆纹动脉（深部穿动脉）；ON：左侧视神经。B. MRI T2 像示意图，显示左侧划线区域内为梗死范围，仅主要累及基底节区。（初晨宇提供）

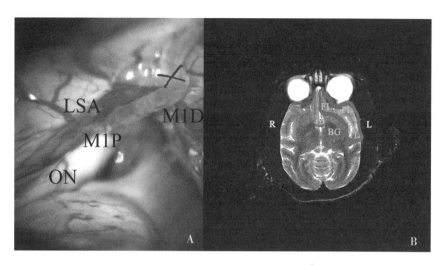

图 2 – 13　M1 远端 MCAO（sMCAO）及术后 MRI

A. 左侧大脑中动脉远端分叉部闭塞（叉号处）示意图。M1P：左侧大脑中动脉 M1 近端（MCA 起始部）；M1D：左侧大脑中动脉 M1 远端（MCA 分叉部）；LSA：左侧豆纹动脉（深部穿动脉）；ON：左侧视神经。B. MRI T2 像示意图，显示左侧划线区域内为梗死范围，仅主要累及额、颞、顶叶。（初晨宇提供）

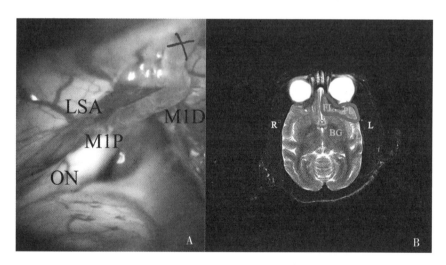

图 2 – 14　M2 上干 MCAO（sMCAO）及术后 MRI

A. 左侧大脑中动脉 M2 段上干闭塞（叉号处）示意图。M1P：左侧大脑中动脉 M1 近端（MCA 起始部）；M1D：左侧大脑中动脉 M1 远端（MCA 分叉部）；LSA：左侧豆纹动脉（深部穿动脉）；ON：左侧视神经。B. MRI T2 像示意图，显示左侧划线区域内为梗死范围，主要累及额、顶叶。（初晨宇提供）

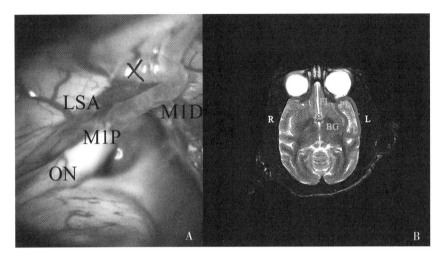

图 2 - 15　M2 下干 MCAO（sMCAO）及术后 MRI

A. 左侧大脑中动脉 M2 段下干闭塞（叉号处）示意图。M1P：左侧大脑中动脉 M1 近端（MCA 起始部）；M1D：左侧大脑中动脉 M1 远端（MCA 分叉部）；LSA：左侧豆纹动脉（深部穿动脉）；ON：左侧视神经。B. MRI T2 像示意图，显示左侧划线区域内为梗死范围，仅主要累及颞、顶叶。（初晨宇提供）

四、术后处理

术后保留气管插管，直至动物麻醉清醒或恢复吞咽呛咳反射后拔除气管插管。注意保暖，单笼饲养，给予水及米糊、瓜果等易消化食物。常规肌内注射 80 万 U 青霉素预防感染。一般不需脱水治疗，除非出现术侧瞳孔散大等脑疝症状。部分动物术后 3 d 内进食差，精神反应差，与脑水肿有关，可给予鼻饲饮食。一般术后 5 d 动物逐渐恢复正常活动。伤口缝线不需拆除，一段时间后逐渐脱落。

第四节　大脑中动脉闭塞灵长类动物模型评价

对 MCAO 模型是否成功的评价主要依据术后电子计算机断层扫描（computed tomography，CT）或 MRI 影像学结果及反映神经功能缺失情况的行为学测试和评分量表来完成。

一、影像学评价

术后影像学评价对于 MCAO 模型来说是必需的，而且结果真实可靠。目前，主要通过 CT 或 MRI 扫描来检查。梗死脑组织在 CT 上表现为低密度灶，一般术后 24 h 即能见到此变化，但梗死灶周边范围不清楚。随着时间的延续，梗死部位密度逐渐降低，边缘清晰，约 3 个月后逐渐成为水样密度影，形成液化灶。MRI 则能更好地反映正常脑解剖结构及梗死灶。DWI 序列在术后 6 h 即能发现梗死灶（图 2 - 16）。而 T1、T2 序列在术后 24 h 显示已较清晰。梗死灶在 T1 序列为低信号，在 T2 序列上为高信号。随时间延长，约 3 个月后梗死灶逐渐成为脑脊液密度影，形成液化灶。通过影像学检查，我们可以判断是否发生了梗死，梗死的部位及范围如何，梗死范围外的脑组织是否正常，脑水肿的程度及是否有颅内出血等。

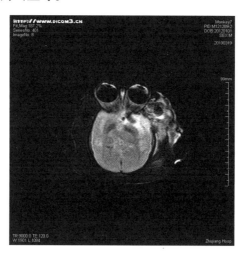

图 2 - 16 食蟹猴 MCAO 模型缺血损伤 6 h 的 MRI 影像
（广东省科学院动物研究所 NHP 研究组提供）

二、行为学评价

1. 行为评分量表

评分量表在评判动物模型成功与否中起着重要作用。一方面，由于个体差异及侧支循环的存在，少数动物在影像学上有清晰而满意的梗死表现，但可能出现所不期望的肢体偏瘫或其他神经功能缺失。因此，单从影像学上就判定模型制作成功是不完全可靠的。另一方面，如果动物出现了神经功能缺失，没有一个评判标准，很难了解这些神经功能缺失的程度。理想的 MCAO 模型动物即使出现适度的神经功能缺失，也能够长期存活。它们既不会因神经功能严重缺失而影响生存，也不会因神经功能损害不严重而不能满足后续实验要求。模型应用者可以参照行为评分量表来选择出适合自己研究的成功的模型动物。

目前，国际上用于 NHPs 的脑梗死评分量表不多，且没有形成一致被认可的国际统一标准。以下介绍 Spetzler 等及 Roitberg 等应用的评分量表（表 2 - 1、表 2 - 2）。

表 2 - 1 Spetzler 等应用的神经学评分量表

神经学表现	分数（满分 100 分）
运动功能	
重度偏瘫	10

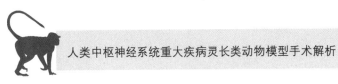

续表 2 - 1

神经学表现	分数（满分100分）
中度偏瘫	25
正常肌力但惯用对侧肢体	55
运动功能正常	70
行为状态	
死亡	0
昏迷	1
清醒但反应欠敏锐	5
清醒但仅在检查者干预下被动活动	15
具备正常攻击性，可握住笼格摇摆身体	20
视觉及颅神经功能	
面瘫	1
面部正常	5
视野偏盲	1
视野正常	5

表 2 - 2　Roitberg 等应用的卒中临床评分量表

临床表现	分数（0～41）
1. 意识状态	0～2
正常	0
昏睡或淡漠	1
意识不清	2
2. 防御反应	0～2
正常	0
减弱	1
消失	2
3. 握持反射 （右侧/左侧）	（0～1）×2
存在	0
缺失	1

续表 2-2

临床表现	分数（0～41）
4. 肢体活动（上肢/下肢，右侧/左侧）	（0～4）×4
正常	0
运动及力量明显不对称	1
显而易见的软弱无力	2
极少运动，重度无力	3
无自主运动，对刺激无反应性运动	4
5. 步态	0～3
正常	0
跛行	1
重度损害	2
不能行走（但可爬行）	3
6. 转圈	0～2
行为正常	0
可察觉到的偏爱向一侧转圈	1
经常转圈	2
7. 运动徐缓	0～2
无	0
轻微	1
严重	2
8. 平衡	0～2
正常	0
轻度损害	1
重度损害，不能双脚站立	2
9. 忽视（右侧/左侧）	（0～2）×2
无忽视	0
当刺激同时存在时，忽视一侧刺激	1
完全忽视受影响的一侧的所有视觉、听觉、触觉等刺激	2

续表 2 - 2

临床表现	分数（0～41）
10. 视野缺损/偏盲（右侧/左侧）	（0～1）×2
无	0
受影响的范围内对视觉刺激无反应	1
（借助无瞬目反射可与忽视相互区分，	
不能与皮质损伤相区分， 但对视束或	
视放射的诊断是与皮质损害相反的）	
11. 面部无力 （右侧/左侧）	（0～2）×2
无	0
轻度无力	1
重度无力	2
（如出现中央型面瘫——经常流涎， 嘴角歪斜）	

注： 0 分为正常， 41 分为双侧重度神经功能损伤。

此外， 根据我们提出的 sMCAO 概念， 我们设计了 NHPs 的 sMCAO 神经学评分量表（表 2 - 3）。

表 2 - 3　NHPs sMCAO 神经学评分量表

神经学损害状态	分数（20）
昏迷或濒死状态	
（不能完成下列神经学检查）	
未昏迷	
1. 不完全清醒（对正常环境刺激不敏感）	3
2. 术侧瞳孔散大， 对光反射迟钝或消失	3
（除外原发性动眼神经损伤）	
3. 躺卧， 不能站立或蹲坐	2
4. 对侧手不能握持（P）	1
5. 对侧上肢不能上抬	1
6. 对侧脚不能握持	1
7. 对侧下肢不能站立	1
8. 对侧颊部积食（P）	1

续表 2 - 3

神经学损害状态	分数（20）
9. 对侧嘴角掉漏食物	1
10. 转圈（T）	1
11. 异常情绪反应（F/T）＊（兴奋或缄默）	1
12. 步态不稳（F）＊	1
13. 肢体不自主颤抖（BG）＊	1
14. 对侧肢体失去痛觉反射	1
15. 忽视对侧视野物体	1

注：P—顶叶症状；T—颞叶症状；F—额叶症状；BG—基底节症状；＊—迟发症状，一般指术后 24 h 后逐渐发生的较为恒定的症状。

上述行为评分量表有如下特点：①加入了对瞳孔变化这一重要体征的评判；②加入了对 MCA 支配范围内的某一脑叶或某部位梗死的特有症状的评判（在行相应的 sMCAO 手术时才有意义）；③加入了对术后某些迟发症状的评判。这些特点有利于对神经学损伤做出更为精确的判断，同时也可实施术后动态对比评价。

2．数字化行为分析

采用美国 Clever 公司的 PrimateScan™ 灵长类动物行为动作分析系统，在专用行为观察笼中（无人为干扰）采集动物术前、术后不同时间点的行为动作，通过高速摄像机实时采集动物的行为（坐、卧、转身、踱步、攀爬、取食等），在行为动作分析系统进行数字化分析，得到单位时间动物的运程、运动速率、运动轨迹等数据，从而客观、准确地分析造模前、后不同时间点动物的行为差异（图 2 - 17）。

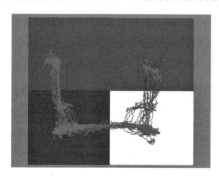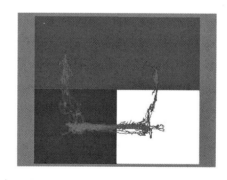

图 2 - 17 MCAO 动物造模前、后行为数字化分析结果
A. 术前四象限行为轨迹；B. 术后四象限行为轨迹。（广东省科学院动物研究所 NHP 研究组提供）

三、病理学检查

脑梗死一般在数小时后即出现肉眼可辨认的病灶。梗死区灰质暗淡，灰质、白质界限不清。2～3 d 后梗死区局部水肿，夹杂小出血点，7 d 左右开始出现软化，30 d 左右液化成蜂窝状囊腔。苏木精－伊红（hematoxylin-eosin，HE）染色显示神经细胞变性坏死，坏死组织区域出现大量炎性细胞浸润，以巨噬细胞为主，并可见纤维组织增生（图 2－18）。

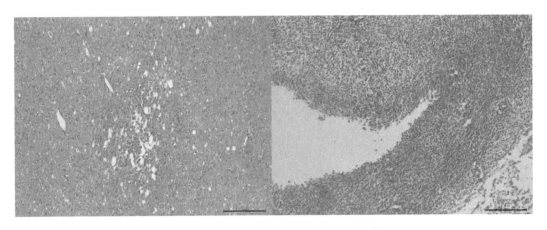

图 2－18　MCAO 猴的病理分析结果（HE 染色）

A. 大脑（半暗带）：小灶性神经纤维变性坏死，小胶质细胞增生，血管扩张（H-E 100x）；B. 大脑（核心区）：大面积神经细胞变性坏死，坏死组织区域大量炎细胞浸润，以巨噬细胞为主，大量含铁血黄素细胞浸润，纤维组织增生（H-E 100x）。（广东省科学院动物研究所 NHP 研究组提供）

第五节　大脑中动脉闭塞灵长类动物模型并发症防治

一、肠炎

MCAO NHPs 模型的肠炎并发症较常见，表现为术后水样便。给予调整饮食，鼻饲小檗碱等药物后常可缓解。

二、皮肤擦伤或褥疮

特别是行大脑中动脉起始部闭塞的动物，在较长饲养时间后易发生此类并发症。皮肤擦伤或褥疮主要发生于手术对侧肢体。这是因为对侧肢体痛觉减退或缺失导致动物失去自我保护反射，对侧肢体由于瘫痪，特别是手指背侧经常拖地，导致长期处于皮肤擦伤状态。对侧臀部、腿部久坐压迫导致褥疮发生。可在笼底铺设软垫，发现损伤后及时给予消毒处理，加强营养。

三、脑疝

脑疝为 MCAO 最严重的并发症。表现为术侧瞳孔散大，对光反射迟钝或消失，动物意识不清或呈昏迷状态，可伴有喷射状呕吐。此为大面积梗死的脑组织发生肿胀、移位，压迫脑干引起。一旦发生，可应用适量甘露醇静推或静滴以降低颅内压，多数动物预后不良，死亡率高。由于术中常规已给予去骨瓣减压，此种手术方法下发生脑疝的概率较其他方法明显减少。

四、癫痫

极少数动物术后可能会发生癫痫，表现为肢体抽搐，甚至全身大发作。有可能与皮层缺血后神经元兴奋性异常改变相关，也有可能与出血刺激有关。肌内注射或静脉推注安定或巴比妥类药物可暂时缓解，部分动物逐渐发作停止，部分发作仍然频繁，预后不良。

五、颅内血肿

较少见，血肿可发生在脑内或硬膜下、硬膜外。发生在脑内的血肿主要与切断的动脉两断端电凝止血不彻底有关。发生在硬膜下或硬膜外的血肿主要与术区止血不彻底有关。应严格按手术步骤操作，仔细止血，术后尽量减少动物发生呛咳、躁动、受惊吓等颅内压骤然升高的次数。

六、头皮下积液

较少发生，多由于术中缝合欠佳，留有较大残腔引起。严密缝合，消除残腔可以避免发生。

七、术后感染

术后感染包括颅内感染及切口感染。只要术中严格无菌操作，术后常规应用抗生素，感染极少发生。

八、肺炎

较少见，主要为坠积性肺炎，多由气管插管麻醉引发，或术后意识不完全清醒引发误吸，部分由于术后抵抗力下降引发，表现为呼吸不畅、哮鸣音或痰鸣音、强迫卧位等。应积极给予抗生素治疗。

参考文献

[1] MOSS M, JONAK E. Cerebrovascular disease and dementia：a primate model of hypertension and cognition [J]. Alzheimer's & dementia, 2007, 2 (3)：S6 – S15.

[2] PERRETTA G. Non-Human Primate Models in Neuroscience Research. Scand [J]. J Lab Anim Sci, 2009, 36 (1)：36.

[3] SUZUKI M, YAMAMOTO D, SUZUKI T, et al. High fat and high fructose diet induced intracranial atherosclerosis and enhanced vasoconstrictor responses in non-human primate [J]. Life sciences, 2006, 80：200 – 204.

[4] NEMOTO E M, BLEYAERT A L, STEZOSKI S W, et al. Global brain ischemia：a

reproducible monkey model [J]. Stroke, 1977, 8 (5): 558 – 564.

[5] SUNDT T M, WALTZ A G. Experimental cerebral infarction: retro-orbital, extra-dural approach for occluding the middle cerebral artery [J]. Proc Mayo Clin, 1966, 41: 159 – 168.

[6] HUDGINS W R, GARCIA J H. Transorbital approach to the middle cerebral artery of the squirrel monkey: a technique for experimental cerebral infarction applicable to ultrastructural studies [J]. Stroke, 1970, 1 (2): 107 – 111.

[7] DE L A TORRE J C, SURGEON J W. Dexamethasone and DMSO in experimental transorbital cerebral infarction [J]. Stroke, 1976, 7 (6): 577 – 583.

[8] JUNGREIS C A, NEMOTO E, BOADA F, et al. Model of reversible cerebral ischemia in a monkey model [J]. AJNR Am J Neuroradiol, 2003, 24 (9): 1834 – 1836.

[9] DE CRESPIGNY A J, D'ARCEUIL H E, MAYNARD K I, et al. Acute studies of a new primate model of reversible middle cerebral artery occlusion [J]. J Stroke Cerebrovasc Dis, 2005, 14 (2): 80 – 87.

[10] KITO G, NISHIMURA A, SUSUMU T, et al. Experimental thromboembolic stroke in cynomolgus monkey [J]. J Neurosci Methods, 2001, 105 (1): 45 – 53.

[11] SUSUMU T, YOSHIKAWA T, AKIYOSHI Y, et al. Effects of intra-arterial urokinase on a non-human primate thromboembolic stroke model [J]. J Pharmacol Sci, 2006, 100 (4): 278 – 284.

[12] GAO H, LIU Y, LU S, et al. A reversible middle cerebral artery occlusion model using intraluminal balloon technique in monkeys [J]. J Stroke Cerebrovasc Dis, 2006, 15 (5): 202 – 208.

[13] 潘兴华, 贺斌, 庞荣清, 等. 猴血管缺血性脑损伤模型的建立及评价 [J]. 热带医学杂志, 2006, 6 (4): 400 – 402.

[14] 徐军红, 邓燕贤, 邱维加, 等. 介入法猴大脑中动脉栓塞模型的制作及评价 [J]. 介入放射学杂志, 2012, 21 (7): 578 – 581.

[15] 邱维加, 邓启明, 周智鹏, 等. 猴局部脑缺血模型的构建 [J]. 华夏医学, 2012, (5): 663 – 666.

[16] 郭云良, 高焕民, 李子祥, 等. 对微球囊栓塞大脑中动脉制作猕猴局灶性脑缺血再灌注模型的评价 [J]. 解剖学报, 2008, 39 (6): 944 – 947.

[17] DODSON R F, TAGASHIRA Y, CHU L W. Acute ultrastructural changes in the middle cerebral artery due to the injury and ischemia of surgical clamping [J]. Can J Neurol Sci, 1976, 3 (1): 23 – 27.

[18] SASAKI M, HONMOU O, RADTKE C, et al. Development of a middle cerebral artery occlusion model in the nonhuman primate and a safety study of i. v. infusion of human mesenchymal stem cells [J]. PLoS one, 2011, 6 (10): e26577.

[19] FRERET T, BOUET V, TOUTAIN J, et al. Intraluminal thread model of focal stroke in the non-human primate [J]. J Cereb Blood Flow Metab, 2008, 28 (4): 786 – 796.

［20］朱华，李秦，徐艳峰，等. 光化学法制作食蟹猴局部脑缺血模型［J］. 中国比较医学杂志，2008，18（9）：32 - 34.

［21］CHU C，XU Q，RAO J，et al. Microanatomy and operation via pterional approach to make middle cerebral artery occlusion model in cynomolgus monkey［J］. Neurosurg Sci，2013，1：25 - 31.

［22］SPETZLER R F，SELMAN W R，WEINSTEIN P，et al. Chronic reversible cerebral ischemia：evaluation of a new baboon model［J］. Neurosurgery，1980，7（3）：257 - 261.

［23］ROITBERG B，KHAN N，TUCCAR E，et al. Chronic ischemic stroke model in cynomolgus monkeys：behavioral，neuroimaging and anatomical study［J］. Neurol Res，2003，25（1）：68 - 78.

［24］罗玉敏，冯娟，赵海平，等. 神经系统疾病动物模型［M］. 北京：中国医药科技出版社，2017.

［25］王彤淼，秦波. 年龄相关性黄斑变性的动物模型研究进展［J］. 国际眼科杂志，2019，19（4）：586 - 591.

第三章 神经源性高血压灵长类动物模型
——经枕下乙状窦后入路、经颈总动脉 压迫迷走神经手术方法

第一节 概 述

高血压病是一种高发病率、高致残率、高死亡率的心血管疾病。高血压的患病率高达 10%～20%，仅中国就有 1 亿以上的高血压患病人群。高血压患者除了高血压本身的症状外，长期高血压还可成为多种心脑血管疾病的重要危险因素，影响心、脑、肾等重要器官，危及生命，迄今仍是心血管疾病死亡的主要原因之一，每年因高血压引起猝死的患者数以万计。NHPs 高血压动物模型的问世为此病发病机理的深入研究和防治带来了希望。

高血压按病因可分为原发性高血压和继发性高血压两类，约 90% 高血压患者为原发性高血压，又称为神经源性高血压。

一、原发性高血压的形成机制研究

一直以来，原发性高血压被认为是由多基因遗传和多个环境因素相互作用的结果，但其具体发病原因仍不明确。直到 19 世纪，人们才逐渐认识到中枢神经系统在血压的调节中起着重要的作用。19 世纪 70 年代早期，Dittmar 的研究显示，在脑桥以上水平切断实验动物的神经轴时，血压不会降低；然而当在脑桥下端横断神经轴时，动脉血压即下降。1946 年，Alexander 证实了神经机制影响基础血管张力的维持。当在脑桥水平以下横断神经轴时，交感神经系统的活性和动脉血压出现平行下降，这表明延髓中包含有某些维持交感神经正常生理功能的神经元。Fein 等报道了 2 例由于脑干第Ⅸ（舌咽神经）、第Ⅹ（迷走神经）颅神经根入脑部位遭受搏动性的血管机械压迫而导致的一过性高血压。1979 年，Jannetta 等首次报道了脑干的血管压迫与原发性高血压之间可能存在联系。一些患有三叉神经痛、面肌痉挛和舌咽神经痛而行微血管减压术治疗的患者，其伴随存在多年的高血压在术后得到了意外缓解。在这些患者的手术中，发现左侧第Ⅸ、第Ⅹ颅神经和下橄榄核之间往往存在微血管压迫延髓的现象，而解除这些血管压迫后，患者的高血压症状得到缓解，这提示在微血管压迫左侧延髓腹外侧喙端和神经源性高血压之间存在一种因果关系。

19 世纪 80 年代，一系列研究证实了左侧延髓腹外侧喙端的网状结构中的神经元是自主调节和控制血压的关键区域，在这些位于下橄榄核喙端的神经元中存在合成肾上腺素的合成酶，而且有许多来自孤束核的纤维支配这些神经元，而孤束核又接受来自动脉

压力感受器、化学感受器及其他心血管系统的传入信息，这些信息主要通过左侧第Ⅸ、第Ⅹ颅神经传导。延髓左侧腹外侧喙端发出的投射纤维走向脊髓的中间外侧柱和中间内侧柱，电刺激延髓的左侧腹外侧喙端引起动脉血压的升高，而该区的损害会导致动脉血压的下降。延髓在调节心血管方面存在左侧优势现象的一个可能的解释是：来自左心室和心房的心肌感受器传至孤束核的传入冲动主要通过左侧迷走神经的心脏C纤维传导，而血管对神经的机械性损害可能阻断这种传导，从而使孤束核接受的传入冲动减少，最终导致高血压的发生。近年来，又有一些研究表明，某些疾病造成的脑干受压移位也可能发生神经源性高血压，而去除了对脑干的压迫后，高血压也随即缓解。这种脑干压迫所致的神经源性高血压的机理与孤束核有关，压迫的存在抑制了孤束核对延髓C1神经元的正常调控，进而一方面使下丘脑室旁核增加释放抗利尿激素，另一方面使脊髓胸段中间外侧柱交感节前神经元儿茶酚胺释放增加，从而升高血压，最终导致神经源性高血压。

二、原发性高血压的动物模型研究

1985年，Jannetta等报道了神经源性高血压灵长类动物模型。该模型以狒狒为实验动物，并设计了由微导管连通的且充满液体的2个球囊作为植入物。一个球囊植入狒狒主动脉腔内，另一个球囊植入狒狒左侧第Ⅸ、第Ⅹ颅神经根入脑干的腹侧区域。当心脏跳动时，血管内脉冲式的压力压迫主动脉内的球囊，而这种压力又经过微导管传递到左侧第Ⅸ、第Ⅹ颅神经根入脑干的腹侧区域的球囊，从而使该球囊对左侧第Ⅸ、第Ⅹ颅神经根入脑干的腹侧区域（即左侧延髓腹外侧喙端）产生类似血管搏动的脉冲式压迫，用以模拟脑血管对该区的搏动性刺激，结果引起了血压的升高和心排血量的增加。而在取出球囊后血压又恢复正常。在仅植入球囊而没有将其充盈的对照组动物模型中也没有发现血压升高。Morimoto等采用心电触发的气泵搏动性刺激大鼠的左侧延髓腹外侧喙端，也获得了类似的试验结果，实验动物的血压、心率、交感神经冲动、血浆肾上腺素和去甲肾上腺素水平都有显著升高。

我国学者在动物实验方面也设计建立了不少延髓血管压迫的神经源性高血压动物模型。沈加林等在显微镜下直接分离犬左侧延髓附近的小脑后下动脉，使其得到充分的游离，然后将小脑后下动脉置于延髓左外侧第Ⅸ、第Ⅹ颅神经入脑干处，将大小适当充以等渗液体的球囊置于左侧延髓外侧的蛛网膜下腔内，轻轻将球囊移向小脑后下动脉，使后者与第Ⅸ、第Ⅹ颅神经保持一定程度的接触压迫，建立了神经源性高血压犬模型。张晓华等也运用球囊固定血管压迫左侧延髓腹外侧第Ⅸ、第Ⅹ颅神经入脑干处，建立神经源性高血压犬模型。张荣伟等用自体股静脉制成动脉血管置于猫延髓第Ⅸ、第Ⅹ颅神经入脑干区，成功建立神经源性高血压猫模型。

第二节 神经源性高血压模型制作机理

根据上述已知的神经源性高血压发病机理，结合实际情况，我们尝试建立了一种新的灵长类动物神经源性高血压模型。该模型采用灵长类动物自体部分肋骨作为压迫物植入到颅内，一方面使其左侧第Ⅸ、第Ⅹ颅神经进入脑干区腹侧受到压迫，另一方面使其左侧延髓腹外侧喙端产生压迫移位，从而造成神经源性高血压。

这种模型的优点是：

（1）符合神经源性高血压的发病机理，特别是利用了左侧延髓腹外侧喙端产生压迫移位这一发病机理。

（2）由于采用自体组织植入，没有任何排斥反应，并且大大降低了术后颅内感染的可能性，有利于动物长期存活观察。

（3）避免了人造压迫物在材质、工艺等方面的顾虑，模型制作难度降低的同时，制作成本也大大下降，有利于批量制作、大规模应用。

（4）成功率较高，所有动物均能够顺利完成植入物对脑干及神经的压迫。而如果采取解剖游离其周围血管进行压迫，则不能保证每个动物都能够成功完成压迫，因为需要充当责任血管的这些正常血管，管径纤细，长度及走行多样，个体化差异巨大，很难对其进行分离、移位（例如，我们发现一些NHPs小脑后下动脉从后组颅神经的某些根丝中穿过，根本无法将其移位），且损伤后会引起严重并发症。

（5）术后高血压症状出现较快。一般术后3 d即出现明显的高血压，收缩压与舒张压一般较术前升高30%以上，且舒张压超过90 mmHg，符合高血压诊断标准。

这种模型的不足之处表现在：未能模拟血管搏动性压迫这一发病机理；远期高血压状态是否能够维持，植入物的状态是否正常。这些还缺乏大样本的长期观察研究。

第三节　神经源性高血压灵长类动物模型制作过程

一、经枕下乙状窦后入路手术方法制备神经源性高血压灵长类动物模型

（一）模型制作必备器械

满足神经外科手术需求的手术显微镜（放大倍率最好25倍以上）、单极电刀、双极电凝、高速微型磨钻、显微吸引器、显微剪等常用显微器械。

（二）术前准备及麻醉

食蟹猴（6～9岁，6～10 kg，公猴）单笼饲养。常规术前12 h禁食，头部、前胸部备皮，建立静脉输液通道。

应用氯胺酮（10 mg/kg）肌内注射诱导麻醉后，行气管插管，接动物专用麻醉机，吸入异氟烷（1.5%～3.0%）维持麻醉状态。

（三）手术步骤

（1）仰卧位，常规消毒铺单，自近胸骨处沿左侧第8肋走行向外侧行长约3 cm横切口，依次切开皮肤、皮下、肌肉，暴露其下第8肋骨膜，用尖刀在第8肋上横行切开骨膜（图3-1），仔细游离其下的肋骨，用眼科剪切取长约2 cm肋骨（图3-2），注

意不要损伤肋骨下面的胸膜而导致气胸。将切取的肋骨浸泡在生理盐水中备用。仔细止血后逐层缝合肌肉、皮下及皮肤。碘伏消毒伤口。

（2）俯卧位，胸部稍垫高，使头部自然下垂，用动物头架或立体定位仪固定头颅呈前屈位，向手术对侧旋转约20°，使项背部皮肤绷直拉紧。常规消毒、铺单。

（3）取左侧耳后直切口长约5 cm，上自两外耳道连线上方1 cm，下至第二颈椎水平，外侧距乳突约1 cm。依次切开皮肤、皮下组织，电刀切开并分离后颈部肌群，暴露其下的枕骨及乳突（图3-3）。在枕部中线、枕外隆突水平、枕骨大孔水平及左侧乳突围成的近似方形枕骨区域中间钻孔（图3-4），注意不要损伤其下硬膜。之后在显微镜下用高速微型磨钻扩大骨窗。使其上至左侧横窦下缘，左至横窦乙状窦拐角处，下至枕骨大孔上缘。注意不要损伤横窦、乙状窦及入颅段的椎动脉，如乳突气房被磨开，应用骨蜡封闭。

（4）"X"形剪开骨窗内暴露的硬膜并悬吊，可见其下小脑半球。仔细吸除部分脑脊液使小脑塌陷，将左侧小脑半球边缘牵向中线侧，暴露左侧桥小脑角区，可见左侧第Ⅶ、第Ⅷ颅神经自脑干发出并进入左侧内耳门，其尾侧的第Ⅸ、第Ⅹ、第Ⅺ颅神经自脑干发出并进入左侧颈静脉孔，以及连接这些神经的左侧脑干（图3-5）。

（5）仔细分离神经及脑干间的蛛网膜，游离第Ⅶ、第Ⅷ颅神经与第Ⅸ、第Ⅹ、第Ⅺ颅神经之间的间隙。由此间隙将切取的肋骨适当剪裁后小心置入到左侧第Ⅸ、第Ⅹ神经腹侧入脑干处，并对左侧延髓腹外侧喙端产生轻度压迫移位（图3-6）。注意观察动物以避免呼吸、心跳发生异常改变。为防止植入的肋骨因体位变化而移位，可事先将其两端用细丝线缠绕并预留丝线，待植入后将两端预留丝线轻轻打结至第Ⅸ、第Ⅹ颅神经背侧，注意不要勒紧神经。也可取少许肌肉填塞到植入肋骨的四周。确认压迫位置正确及压迫效果确切后，术区仔细止血，硬膜保持敞开，依次缝合肌肉、皮下及皮肤，消毒伤口，术毕。

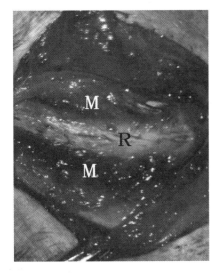

图3-1 显露肋骨

M：肋间肌；R：左侧第8肋。（初晨宇提供）

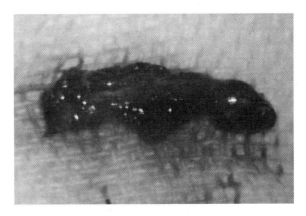

图3-2 切取的部分肋骨

（初晨宇提供）

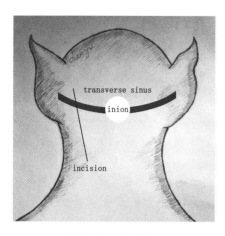

图3-3　手术切口

粗线条代表双侧外耳道连线，细线条代表手术切口，白色圆点代表枕外隆突。（初晨宇提供）

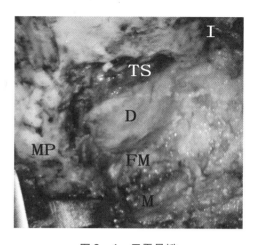

图3-4　显露骨瓣

TS：左侧横窦；I：枕外隆突；D：枕部硬脑膜；FM：枕骨大孔上缘；M：枕部肌群；MP：左侧乳突。（初晨宇提供）

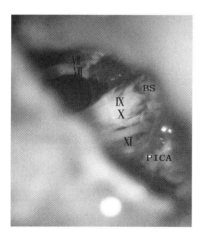

图3-5　显露面听神经及后组颅神经

VII、VIII：左侧第VII、第VIII颅神经；IX、X：左侧第IX、第X颅神经；XI：左侧第XI颅神经；PICA：左侧小脑后下动脉；BS：脑干左外侧缘。（初晨宇提供）

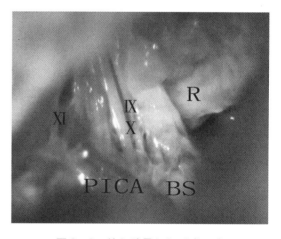

图3-6　植入肋骨组织形成压迫

XI：左侧第XI颅神经；IX、X：左侧第IX、第X颅神经；R：植入的肋骨组织；PICA：左侧小脑后下动脉；BS：脑干左外侧缘。（初晨宇提供）

（四）术后处理

术后保留气管插管，直至动物麻醉清醒或恢复吞咽呛咳反射后拔除气管插管。注意保暖，单笼饲养，给予水及米糊、瓜果等易消化食物。连续3 d肌内注射80万U青霉素预防感染。术后3 d内动物可能因后组颅神经牵拉而致进食困难，伴有声音嘶哑，可给予插胃管鼻饲牛奶等流质饮食，3 d后多数动物能够逐渐恢复自行进食。伤口缝线不需拆除，一段时间后自行脱落。

二、经颈总动脉压迫迷走神经建立神经源性高血压灵长类动物模型

（一）模型制作必备材料

（1）实验动物：食蟹猴（6～9 岁，6～10 kg，公猴），普通级。

（2）实验设备、耗材：满足神经外科手术需求的手术显微镜（放大倍率最好为25倍以上）、单极电刀、双极电凝、高速微型磨钻、显微吸引器、显微剪等常用显微器械、EPPENDORFF 高速冷冻离心机、Rayman 瑞曼呼吸麻醉机、异氟烷（isoflurane）、Zoletil 50、CHEST 涤纶心脏修补材料（毡型）、CHROMIC CATGUT Lot：140512、PetMAP+Ⅱ血压计、血浆肾素活性（plasma renin activity，PRA）、血管紧张素Ⅰ（AngⅠ）测定、血管紧张素Ⅱ（AngⅡ）测定、醛固酮（aldosterone，ALD）免疫分析试剂盒。

（二）术前准备及麻醉

常规术前12 h 禁食，头部、前胸部备皮，建立静脉输液通道。

应用氯胺酮（10 mg/kg）肌内注射诱导麻醉后，行气管插管，接动物专用麻醉机，吸入异氟烷（1.5%～3.0%）维持麻醉状态。

（三）手术步骤

（1）仰卧位，头偏向对侧20°，食蟹猴颈部常规备皮、消毒，碘酒、酒精消毒2遍，铺无菌孔巾，使用预先高温消毒的无菌器械操作，于胸锁乳突肌前方行手术切口，长约5 cm，上方至下颌角下方，切口下缘到锁骨，沿胸锁乳突肌前方切开颈阔肌，切断颈横静脉，分离结缔组织，充分暴露颈部右侧颈总动脉、迷走神经主干（在颈总动脉旁边可以看见迷走神经，呈白色，有光泽，小心仔细地分离颈动脉鞘并游离出颈总动脉，长度约2 cm，接着游离与之伴行的迷走神经主干），注意保护舌下神经和喉上神经。

（2）充分剥离颈总动脉和迷走神经周围结缔组织，用显微手术钳轻夹迷走神经，使其髓鞘变性，然后将6 根5 mm 左右的5 - 0 号铬制线（肠线）置于迷走神经周围（或用铬制线包绕后结扎颈总动脉和迷走神经），通过缝合心脏涤纶片的方式将迷走神经与颈总动脉包裹，使迷走神经与颈总动脉形成交叉压迫，造成颈总动脉对迷走神经的长期搏动性压迫，构建高血压模型（图3 - 7）。

（3）逐层缝合切口，酒精消毒2 遍；术后给予肌内注射80 万 U 青霉素抗感染3 d。术后在食蟹猴颈部用一块无菌纱布包扎，腹部朝下放置在单独的恢复笼内，备好干净的水和饲料，观察其呼吸等待清醒。

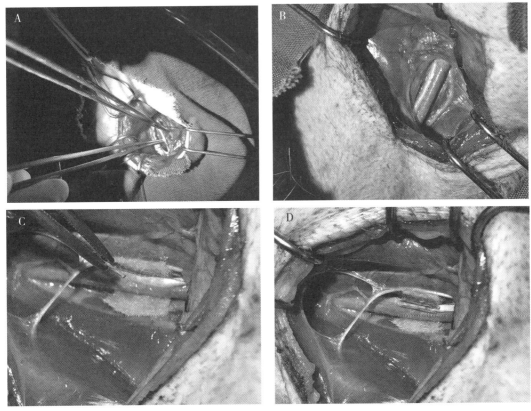

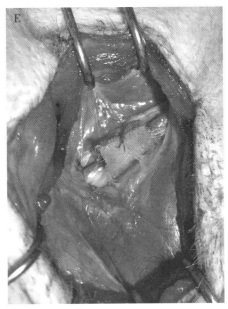

图 3-7　神经源性高血压灵长类动物模型制备过程

A. 暴露颈总动脉和迷走神经；B. 分离颈总动脉及迷走神经；C. 钳夹迷走神经并放置铬制线；D. 用涤纶片包裹颈总动脉及迷走神经；E. 用显微手术缝线缝合医用涤纶片，确保迷走神经和颈总动脉紧密接触。（广东省科学院动物研究所 NHP 研究组提供）

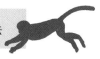

第四节　神经源性高血压灵长类动物模型评价

神经源性高血压 NHPs 模型的评价主要依靠生理指标的监测，特别是血压的监测。在确认动物术前血压正常的前提下，术后一段时间后持续而稳定地测得动物收缩压高于或等于 140 mmHg 和/或舒张压高于或等于 90 mmHg，并且无明显术后并发症发生，可视为模型制作成功。如果术后无论舒张压还是收缩压都较术前增高 30% 以上，该模型制作更为理想。其他生理指标如心律、血浆肾素活性（PRA）、血管紧张素 II（Ang II）及醛固酮（ALD）等也有助于动态观察模型变化。

动物血压的监测非常重要，其结果是否准确直接关系到模型成功与否的判定。目前，多采用血压计对动物进行血压测量，但由于动物受到惊吓或处于应激状态，测得血压值往往不能反映真实的血压，并且每次测量结果差异很大。如对动物事先麻醉，可较顺利进行测量，但由于麻醉药物的干预导致生理状态的改变，测得的血压值并不能代表清醒状态下的真实情况。另外，人工测得的血压缺乏连续性，不能动态连续观察其血压变化情况。近年来，无创动物生理信号遥测系统的应用，可以完全无创伤、快速、连续地获得动物最真实的生理数据。这样测得的血压、心率等生理指标能够很好地反映动物真实生理状况，为高血压动物模型的研究和评价提供了有力帮助。

本研究使用美国进口的 PetMAP + II 血压计，采用 Tail-cuff 法测定动物手术前，术后 1 周、2 周、4 周、8 周、12 周的收缩压和舒张压；术前，造模后 1 周、2 周、4 周、8 周、12 周检测 PRA、Ang II、ALD 等神经内分泌指标的水平，观察经颈动脉高血压造模方法对交感神经系统的影响；术后 12 周灌注部分动物，取颈总动脉与迷走神经包裹段做迷走神经与血管的病理分析。研究表明，经颈动脉鞘内血管搏动性压迫脱髓鞘的迷走神经而制作的神经源性高血压动物模型，仅在颈部切口，只需打开颈动脉鞘，操作十分简便，实验猴出血量少、死亡率低，且术后并发症较少，造模效果亦显著，可供大量造模研究使用。

一、血压测定

术前 1 周每天监测 1 次血压，获得动物术前血压平均值，在术中及术后 1 周、2 周、3 周、4 周在相对固定时间点，采用美国进口 PetMAP + II 血压计测定动物血压。

具体操作方法：动物麻醉后，从饲养单笼抓取实验猴放置于操作台上侧卧，剃掉动物尾根部附近（距尾根约 5 cm 处）毛发，根据动物尾部直径的大小选取合适的袖带（Tail-cuff），将其固定在动物尾根部附近，待动物刚清醒时（眼睛刚睁开，四肢有轻微活动能力），迅速测定食蟹猴尾静脉血压，记录其收缩压、舒张压。

与假手术组相比，肠线包绕神经 + 结扎组和肠线包绕神经 + 涤纶片包裹组动物的舒张压在术前、术中及术后 1 周、2 周、3 周、4 周时有小幅上升，但均无明显差异。与假手术组相比，肠线包绕神经 + 结扎组和肠线包绕神经 + 涤纶片包裹组动物术前和术中的收缩压无明显差异（$P > 0.05$）。术后 1 周时，与假手术组相比，肠线包绕神经 + 结扎组与肠线包绕神经＋涤纶片包裹组动物的收缩压都明显上升且有显著差异（$P<0.05$）；肠线包绕神经＋结扎组与肠线包绕神经＋涤纶片包裹组收缩压相比，两组无显著差异。术后2周时，与假手术组相比，肠线包绕神经＋结扎组动物血压上升且有显著差异（$P<0.05$）；肠线包绕神经＋涤纶片包裹组动物的收缩压显著上升，与假手术组和肠线包绕神经＋结扎组相比，均有极显著差异（$P<0.001$）。术后3周时，肠线包绕神经＋结扎组收缩压继续上升，与假手术组相比，有显著差异（$P<0.05$）；肠线包绕神经＋涤纶片包裹组动物的收缩压持续上升，与假手术组和肠线包绕神经＋结扎组相比，收缩压上升且有极显著差异（$P<0.001$）。术后4周时，肠线包绕神经＋结扎组动物收缩压开始下降，但仍高于假手术组，两组仍呈现显著差异（$P<0.05$）；肠线包绕神经＋涤纶片包裹组动物的收缩压此时仍维持在较高水平，与假手术组和肠线包绕神经＋结扎组相比，均有极显著差异（$P<0.001$）（图3-8）。上述结果表明，采用肠线包绕神经＋涤纶片包裹方法获得的神经源性高血压模型血压更加稳定，值得推广应用。

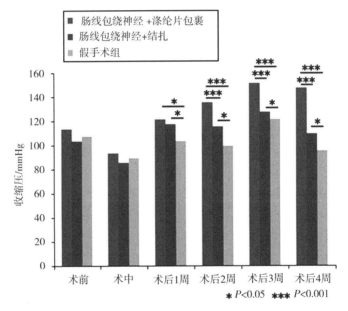

图3-8 神经源性灵长类动物模型术后4周时血压变化
（广东省科学院动物研究所 NHP 研究组提供）

二、神经内分泌指标测定

肾素－血管紧张素－醛固酮系统与原发性高血压病的发病关系密切，血浆 PRA 水平、AngⅡ及 ALD 浓度有望成为原发性高血压病分级的有效指标；降低原发性高血压患者 AngⅡ及 ALD 水平是治疗高血压病的关键。因此，本研究在神经源性高血压模型造模前、造模后1周、2周、2个月时，分别测定血浆肾素活性、血管紧张素Ⅱ、醛固酮，通过寻找相关神经内分泌指标的变化规律，为神经源性高血压诊断及预后评估提供依据。

从动物术后2个月内的神经内分泌指标检测结果可以看出，手术组 ALD 水平在术后1周开始下降，与术前相比，无显著差异。在术后第2周时有小幅上升，但术后2个月时明显下降，与术前相比，存在极显著差异（图3-9）。

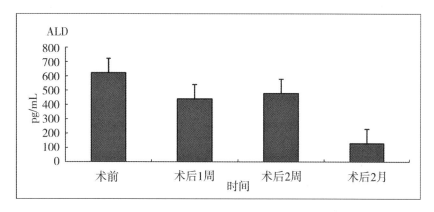

图3-9　手术组 ALD 水平术前、术后变化趋势
（广东省科学院动物研究所 NHP 研究组提供）

手术组 PRA 水平在术后1周迅速上升，与术前相比呈极显著差异。从术后第2周开始下降，但仍维持较高水平，与术前相比存在显著差异。至术后2个月时，PRA 水平进一步下降，但仍高于术前水平（图3-10）。

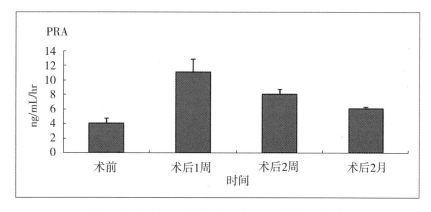

图3-10　手术组 PRA 水平术前、术后变化趋势
（广东省科学院动物研究所 NHP 研究组提供）

手术组 Ang II 浓度水平，在术后1周、2周均有小幅上升，随后出现小幅下降，至术后2个月时，Ang II 水平几乎与术前相同（图3-11），无显著差异。由此可见，Ang II 的浓度水平在术前、术后无明显差异。

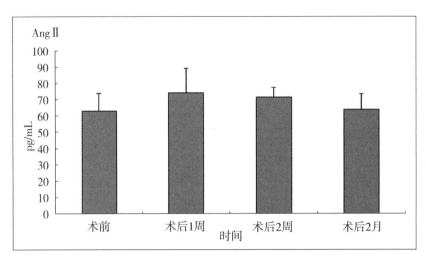

图 3 – 11　手术组术前、术后 Ang Ⅱ 浓度变化趋势
（广东省科学院动物研究所 NHP 研究组提供）

三、病理分析

造模 2 个月后，分别取正常动物模型的血管、迷走神经进行病理分析。

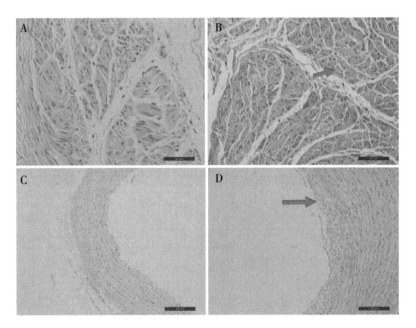

图 3 – 12　神经源性高血压灵长动物模型迷走神经及血管组织的病理分析（HE 染色）

A、C. 正常血管及迷走神经均未见异常；B. 手术部位迷走神经少量神经纤维变性肿胀，排列紊乱，神经纤维嗜酸性增强；D. 手术部位血管内膜增厚。（广东省科学院动物研究所 NHP 研究组提供）

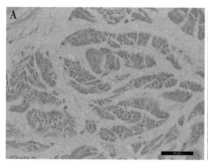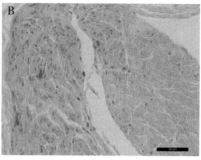

图 3-13　神经源性灵长类动物模型迷走神经变色酸 2R 亮绿染色

A. 正常部位神经，髓鞘呈红色，轴索和间质呈绿色；B. 手术部位神经，髓鞘明显较少。

（广东省科学院动物研究所 NHP 研究组提供）

从 HE 染色的病理结果可以看出，神经源性高血压灵长类动物手术部位血管和迷走神经均可见明显异常变化，主要为：血管内膜变性肿胀、增厚；迷走神经神经纤维变性肿胀，排列紊乱，神经纤维嗜酸性增强（图 3-12）。从手术部位和正常部位迷走神经变色酸 2R 亮绿法染色，可以看出手术部位迷走神经髓鞘明显较少，说明神经髓鞘发生变性坏死（图 3-13）。

第五节　神经源性高血压灵长类动物模型并发症防治

一、术区颅内出血

术后动物迟迟不清醒，或出现偏瘫等症状，在排除脑干损伤及小脑水肿等因素后，应想到术区颅内出血形成血肿压迫的可能性，如有条件行 CT 扫描可确诊。这主要是术区止血不彻底、静脉窦等大血管损伤渗血或小脑损伤后出血所致。如发现及时可行血肿清除术。如出血量大往往导致动物死亡。

二、脑脊液漏

术后可发生脑脊液鼻漏或枕部伤口脑脊液漏，脑脊液鼻漏多由于乳突气房被磨开后没有被很好地封闭，导致脑脊液经乳突流入鼓室，又经咽鼓管从鼻腔流出。需预防感染，部分动物术后若干天可自愈。而枕部伤口脑脊液漏多由于枕部肌肉及皮下组织缝合不严密引起，可消毒后给予严密缝合。

三、偏瘫

术中损伤左侧脑干或由于植入的肋骨严重压迫脑干可导致术后对侧肢体偏瘫。如系植入的肋骨严重压迫脑干而导致偏瘫，且发现及时，可再次手术取出植入的肋骨，偏瘫多能有所恢复。如系术中直接损伤左侧脑干，则很难恢复。

四、昏迷

如脑干网状系统损伤，可表现为术后麻醉恢复后仍迟迟不能清醒，或仅仅恢复部分意识，反应迟钝。在排除颅内出血后应想到这种可能。其结果往往导致动物死亡。

五、小脑半球损伤

术中若长时间过度牵拉左侧小脑半球，则可能造成小脑半球损伤，导致小脑半球出血坏死或术后小脑水肿，严重者可致动物死亡。若动物存活，可表现为意识差、呕吐等高颅压症状，或步态不稳等平衡觉损伤症状。

六、气胸

由于切取肋骨时分离过深而损伤其下面的胸膜，气体进入一侧胸腔导致一侧肺不张。动物清醒后表现为呼吸费力，深大呼吸，损伤侧胸部叩诊可闻及鼓音，肺部听诊可闻及呼吸音减弱或消失。应立即给予吸氧，可行胸腔闭式引流术，排出气体，使肺组织复张。

参考文献

[1] 周国胜，张新中. 血管减压术治疗神经源性高血压的进展 [J]. 医学综述，2006，12（7）：404 – 406.

[2] GEBBER G. Brainstem mechanisms involved in cardiovascular regulation, in Randall WC, ed. Nervous control of cardiovascular function [M]. Oxford：Oxford Univ Press，1984.

[3] ALEXANDER R S. Tonic and reflex functions of medullary sympathetic cardiovascular centers [J]. J Neurophysioly，1946，9(5)：205 – 217.

[4] FEIN J M，FRISHMAN W. Neurogenic hypertension related to vascular compression of the lateral medulla [J]. Neurosurgery，1980，6(6)：615 – 622.

[5] JANNETTA P J，GENDELL H M. Clinical observations on etiology of essential hypertension [J]. Surg Forum，1979，30(1)：431 – 432.

[6] ARMSTRONG D M，ROSS C A，PICKEL V M，et al . The distribution of dopamine-，noradrenaline-，and adrenaline-containing cell bodies in the rat medulla oblongata：demonstrated by the immunocytochemical localization of catecholamine biosynthetic enzymes [J]. J Comp Neurol，1982，212(2)：173 – 187.

[7] ROSS C A，RUGGIERO D A，PARK D H，et al . Tonic vasomotor control by the rostral ventrolateral medulla：effect of electrical and chemical stimulation of the area containing C1 adrenaline neurons on arterial pressure，heart rate，and plasma catecholamines and vasopressin [J]. J Neurosci，1984，4(2)：479 – 494.

[8] RUGGIERO D A，ROSS C A，ANWAR M，et al. Distribution of neurons containing phenylethanolamine N-methyl-transferase in medulla and hypothalamus of rat [J]. J Comp Neurol，1985，239(2)：127 – 154.

[9] NADERI S，ACAR F，ACAR G，et al. Resolution of neurogenic arterial hypertension

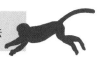

after suboccipital decompression for Chiari malformation. Case report［J］. J Neurosurg, 2005, 102(6)：1147 – 1150.

［10］KAN P, COULDWELL W T. Posterior fossa brain tumors and arterial hypertension ［J］. Neurosurg Rev. 2006, 29(4)：265 – 269；discussion 269. Epub 2006 Aug 19.

［11］HOROWITZ M B. Brainstem compression as a cause of neurogenic hypertension［J］. Curr Hyperten Rep. 1999, 1(3)：264 – 7.

［12］JANNETTA P J, SEGAL R, WOLFSON Jr S K, et al. Neurogenic hypertension：etiology and surgical treatment. Ⅱ. Observations in an experimental nonhuman primate model［J］. Ann Surg, 1985, 202(2)：253 – 261.

［13］MORIMOTO S, SASAKI S, MIKI S, et al. Pulsatile compression of the rostral ventrolaeral medulla in hypertension［J］. Hypertension, 1997, 29(1)：514 – 518.

［14］冼寒梅, 黄开珍, 郝永靖. 高血压病动物模型的研究进展［J］. 内科, 2007, 2(4)：616 – 619.

［15］沈加林, 陈克敏, 罗其中, 等. 延髓左侧腹外侧神经血管压迫致高血压的动物实验研究［J］. 中华神经外科杂志, 2005, 21(6)：379 – 382.

［16］张晓华, 李善泉, 沈加林, 等. 原发性高血压犬模型的建立［J］. 上海第二医科大学学报, 2003, 23(5)：406 – 408.

［17］张荣伟, 张宏俊, 黄新国. 延髓血管压迫致高血压动物模型［J］. 中华实验外科杂志, 1994, 11(4)：228 – 229.

［18］KURTZ T W, GRIFFIN K A, BIDANI A K. et al. Recommendations for blood pressure measurement in humans and experimental animals part 2：blood pressure measurement in experimental animals hypertension［J］. 2005, 45：299 – 310.

［19］SEGAL R, GENDELL H M, CANFIELD D, et al. Cardiovascular response to pulsatile pressure applied to ventrolateral medulla［J］. Surgical Forum, 1979(30)：433 – 435.

［20］JANNETTA P J, SEGAL R, WOLFSON S K. Neurogenic hypertension：etiology and surgical treatment Ⅰ：observations in 53 patients［J］. Ann Surg, 1985, 201：391 – 398.

［21］NUKADA R, GAAB M R, WALTER G F, et al. Arterial hypertension and vascular compression of the ventrolateral medulla［J］. J Neurosurg, 1992, 77：103 – 112.

［22］沈加林. 神经源性高血压的实验与临床研究［D］. 上海：上海第二医科大学, 2001.

［23］刘佳, 夏大胜. 经颅及颈动脉制作神经源性高血压模型的比较研究［J］. 天津医科大学学报, 2011, 17(2)：207 – 209.

［24］NUKADA H, DYEK P J. Acute ischemia causes axonal stasis, swelling, attenuation and secondary demyelination［J］. Ann Neurol, 1987, 22：311 – 318.

［25］MACKINNON S E. Pathophysiology of nerve compression［J］. Hand Clin, 2002, 18：231 – 241.

［26］MACKINNON B, DABROWSKI A, SKROBOWSKI A. Parasympathetic withdrawal precedes spontaneous blood pressure elevations in women with primary hypertension ［J］. Cardiology, 1996, 87(2)：119 – 124.

第四章 脊髓半横断损伤灵长类动物模型
——经后正中入路手术方法

第一节 概　　述

脊髓损伤（spinal cord injury，SCI）是世界各国的高发病患之一，外伤性、医源性或血管源性等原因皆可导致脊髓损伤，呈现出高发病率、高致残率、高耗费、青壮年患者居多的特点。据美国脊髓损伤学会统计，2000 年美国脊髓损伤发病率为 30～35/100 万，四肢全瘫占 67%，其中 60% 患者小于 30 岁，70% 患者小于 40 岁，脊髓损伤后每年人均医疗费用为 40 341 美元。2002 年，中国康复研究中心和北京卫生信息中心公布的北京市脊髓损伤发病率调查报告显示：北京市脊髓损伤发病率在 20 世纪 80 年代末为 6.8/100 万，而 2002 年达 60/100 万，增加了近 10 倍。与此同时，现有的医学水平对脊髓损伤引起的截瘫仍没有有效的治疗方法。因此，对脊髓损伤及中枢神经再生的研究成为当前医学领域的热点。这也促使脊髓损伤动物模型的研究开发不断进步，需求量也日益增加。由于 NHPs 中枢神经系统与人类的高度相似，因此，应用脊髓损伤 NHPs 模型进行相关研究具有其他动物不可比拟的优越性。

脊髓损伤动物模型的主要制作方法有以下八种。

（一）脊髓撞击损伤动物模型

1911 年，Allen 建立了重物坠落致脊髓损伤的方法，通过应用 10 kg 重锤于 50 mm 高处自由落下撞击大鼠脊髓特定节段造成损伤来制作脊髓损伤模型。这种模型较接近人类脊髓损伤的病理生理特点及变化规律，但不足之处是脊髓损伤后重物不能及时移开而继续压迫脊髓而造成新的损伤，并且撞击瞬间脊髓的移动或偏转会造成损伤区域和损伤程度有所不同。此后一些学者对其方案进行了改良。Falconer 等从生物力学参数、组织定量学及神经行为学方面着手，重新设计了打击装置，使整个装置自动控制并记录实验结果，保证脊髓只受一次撞击，使实验增加了一致性和客观性。Hiruma 等用可控皮质撞击装置制作脊髓损伤模型，可根据需要打击的面积选择不同规格的撞杆，使装置致伤的可重复性提高。Gruner 及 Basso 等采用不锈钢冲头直接撞击脊髓，适用于模拟低位胸段及高位腰段脊髓损伤，可通过选择重物下落高度及重物质量来调节撞击力大小，还可以限定不同脊髓节段撞击来复制不同程度、不同类型的脊髓损伤动物模型。该类动物模型目前常用来研究脊髓损伤后神经元、神经胶质细胞的病理变化，神经再生规律和相互作用，以及神经保护机制。

（二）脊髓压迫损伤动物模型

此类模型可分为腹侧和背侧脊髓压迫模型，根据压迫方式和持续时间区别分为许多种类。Tralov 等于 1953 年首次报道了用可膨胀的气囊压迫狗的脊髓来制作脊髓损伤模型。此后，Tator 等应用膨胀气囊建立了脊髓挤压猴模型。最初此类模型的制作需要行常规椎板切除术，近来一些学者对其进行改进，报道了用微创方法制作此类模型。Kuchner 及 Lim 等报道了通过椎弓钻孔在硬膜外放置气囊制作脊髓损伤狗模型。Fukuda 等在不切除椎板的情况下用骨凿切断腰段竖脊肌到达椎间孔行气囊压迫。Purdy 等在 DSA 引导下将气囊经皮横向到达腰段椎间孔建立脊髓损伤模型，减轻了传统手术的创伤。Lee 等在 X 线透视引导下经皮用脊髓穿刺针通过腰骶关节进入硬膜外间隙放置气囊模拟脊髓损伤模型，较好地保持了脊髓周围正常的解剖和生理环境。此类模型主要用于模拟神经退行性病变及单发于椎体某一部位的肿瘤等占位性病变造成的脊髓损伤。

（三）脊髓缺血及再灌注损伤动物模型

此类动物模型制作方法包括血管结扎、灼闭、夹闭、栓塞等不同的方式。Chavko 等在兔肾动脉上方夹闭腹主动脉造成脊髓缺血及再灌注损伤，观察结果显示运动障碍以前角运动神经元损伤为主。有学者应用明胶海绵或碘油栓塞双侧供应胸髓节段的肋间动脉，造成了神经变性坏死。此外，也可通过手术直视下选择性灼闭脊髓动脉，造成局部脊髓缺血。该类模型对研究脊髓的缺血、再灌注损伤及脊髓相关血管疾病方面有重要意义。

（四）切割和吸除型脊髓损伤动物模型

切割型脊髓损伤模型是使用虹膜刀片或显微剪横断或半横断脊髓。吸除型脊髓损伤模型是直接切除一段脊髓，或切开后用玻璃针吸出已损毁的脊髓组织，或负压吸除部分脊髓，造成脊髓完全或非完全的横断性缺损。此类模型克服了挫伤型模型可重复性差等缺点，是脊髓损伤后修复研究中的一种较理想的模型，尤其适用于放置移植物或药物等进行再生性的实验研究。近年来，脊髓半横断损伤 NHPs 模型得到了越来越广泛的应用。其优势在于它与交通事故时造成的脊髓半横断伤相似，手术操作较为规范、成熟，术后症状体征较典型，脊髓损伤程度较稳定，脑脊液循环可以保证移植物营养的供应，大小便功能影响较小，可以提高动物的存活率和生存质量，改善动物福利，并且可以以对侧完整的脊髓作为内参照研究损伤侧脊髓组织改变情况。其不足之处在于硬脊膜完整性的破坏导致原有微环境改变，易继发脊髓感染等并发症。

（五）静压型脊髓损伤动物模型

静压型脊髓损伤模型是利用压迫物造成脊髓组织变形及脊髓结构改变。通过对脊髓慢性压迫以模拟出血、水肿或肿瘤等占位性病变。20 世纪 70 年代以来，多采用袖带压迫法产生慢性脊髓损伤，之后陆续研发出了使用静物、螺钉和移植肿瘤造成压迫损伤的方法。将重物直接放在脊髓背面，亦可造成慢性分级压迫，或逐渐旋紧固定在椎骨上的螺钉压迫脊髓组织。Ushio 等将肿瘤细胞种植到大鼠椎体前部，肿瘤细胞通过椎间孔扩散进入硬膜外间隙，生长压迫脊髓，致使大鼠双后肢逐渐产生瘫痪。此法制作的模型可以较好地模拟脊髓慢性压迫损伤的临床与病理表现。

（六）光化学诱导型脊髓损伤动物模型

该方法最早由 Watson 等提出。经静脉注射光增敏剂后以氩离子灯或氙弧灯产生的激光或绿光照射脊髓拟损伤部位，光与光增敏剂发生反应，在局部产生大量氧自由基，损伤脊髓血管内皮细胞，进而引发血栓，导致缺血性损伤和水肿。该方法能保持硬脊膜的完整性。Bunge 等报道被照射的动物可继发脊髓空洞，从而可以模拟外伤后脊髓空洞症。

（七）牵拉性脊髓损伤动物模型

牵拉性脊髓损伤模型最早由 Dolan 等报道。即手术切除双侧椎板暴露脊髓，用特殊牵拉装置固定损伤点的上、下椎体，然后水平方向牵拉脊髓造成损伤。控制牵拉比率可以复制出不同程度的牵拉型脊髓损伤动物模型。该方法所制备模型动物的神经电生理的改变与行为学功能的改变有相关性。目前，临床上牵拉性脊髓损伤的增多与医源性原因有关，因此，该模型可以模拟临床治疗中脊髓损伤的致伤条件和受伤机制。模型制作的关键是控制牵拉比率的精确性。该模型的不足之处是由于动物个体耐受性不一致所致的牵拉比率精确性难以控制。

（八）选择性脊髓传导束损伤模型

近年来，模型制作在传统的脊髓切割型损伤模型基础上又有进一步发展，使损伤部位更具有选择性，定位更精确。选择性脊髓传导束损伤模型就是其中的代表。这类模型往往不损伤或较少损伤脊髓灰质，切断一侧的部分白质，以达到损伤某个传导束的目的。模型手术中可借助神经电生理监测来识别某个传导束，并判断其是否被完全切断。目前，应用较广泛的选择性脊髓传导束损伤模型是皮质脊髓束损伤模型。该模型仅需切断一侧脊髓的背外侧区域以损伤皮质脊髓侧束，而不需将腹侧的灰质和白质切开，主要用于运动神经元及其通路损伤后的恢复和康复治疗研究。

理想的脊髓损伤动物模型应具备以下三个方面的条件：①临床相似性，即模型应尽量接近人类脊髓损伤的临床症状。②可调控性，即可根据实际需要调整损伤强度。③可操作性与可重复性，即模型制作的步骤客观、易量化、可信度高、可实施性强。

随着动物模型制作理念及微创显微手术方法、影像学、神经电生理监测等相关领域的不断发展，今后将有更多高实用性的新型脊髓损伤动物模型问世，为医学研究和人类健康做出更大贡献。

第二节　脊髓损伤动物模型制作机理

一、急性横断损伤

脊髓发生急性横断损伤时，病灶节段水平以下呈现弛缓性瘫痪、感觉消失和肌张力消失，不能维持正常体温，大便滞留，膀胱不能排空及血压下降等，总称为脊髓休克。损伤一至数周后，脊髓反射始见恢复，如肌力增强和深反射亢进，对皮肤的损害性刺激可出现有保护性屈反射。数月后，比较复杂的肌反射逐渐恢复，内脏反射活动如血压上升、发汗、排便和排尿反射也能部分恢复。膀胱功能障碍一般分为三个阶段：脊髓横断后，由于膀胱逼尿肌瘫痪而使膀胱括约肌痉挛，出现尿潴留；2～3 周后，由于逼尿肌日益肥厚，膀胱内压胜过外括约肌的阻力，出现溢出性尿失禁；到第三阶段可能因腹壁肌挛缩，增加膀胱外压而出现自动排尿。

二、脊髓半切综合征

脊髓半侧切断时会产生脊髓半切综合征，也称之为 Brown-Sequard 综合征。由于切断后索，病灶节段以下，同侧的本体感觉和两点辨别觉消失。由于切断锥体束，病灶节段水平以下，同侧出现上运动神经元瘫痪；由于锥体外系统的抑制作用被阻断，而脊髓后根传入冲动的作用明显，因而肌张力增强，深反射亢进，趾反射变为趾背屈。由于切断脊髓丘脑束，在对侧，相当于病灶节段以下 1 或 2 脊髓节段水平下方，痛觉和温度觉消失。由于切断节段的后根受累，同侧出现节段性感觉消失；而由于对上位节段产生刺激，于感觉消失区的上方，有节段性感觉过敏。由于侧角受累，可以出现交感神经症状，如在第 8 颈椎节段受损害，同侧颜面、头颈部皮肤可有血管运动失调征象和霍纳综合征（瞳孔缩小、眼裂狭小和眼球内陷）。

三、第 7 颈椎节段脊髓半切术的特点

以下主要介绍第 7 颈椎节段脊髓半切术。选择第 7 颈椎节段脊髓半切术来制作 NHPs 脊髓损伤动物模型有如下优点：

（1）损伤位于下颈段，不影响动物呼吸运动，术后呼吸系统并发症少。

（2）相对于传统脊髓横断损伤模型，半切术仅造成一侧肢体的运动障碍，动物术后能够利用另一侧肢体进行正常生活，减少截瘫带来的严重术后并发症，有利于长期较高质量的存活，便于开展后续实验，提高了动物福利。

（3）造成术侧下肢稳定的痉挛性瘫痪的同时，也造成术侧上肢远端部分弛缓性瘫痪，特别是手部肌肉的弛缓性瘫痪，增加了有用的神经学损伤体征，为后续治疗性实验提供了丰富的神经学对比参照指标。

（4）由于损伤了一侧颈部交感神经，可导致术侧瞳孔缩小、眼裂狭小，提供了自主神经系统损伤的神经学体征。为脊髓损伤后自主神经系统的治疗性研究提供了神经学对比参照指标。

（5）可根据后续试验的要求来调整脊髓损伤节段的多少。例如，损伤第 7 颈椎、第 8 颈椎及第 1 胸椎节段，可产生上肢远端明显的弛缓性瘫痪；而只损伤第 7 颈椎节段仅造成手部某些肌肉的弛缓性瘫痪。另外，在损伤区植入某些自体或人工合成的生物材料时，可根据材料的体积来确定损伤节段的多少。

（6）对大小便功能的影响很小，利于饲养，减少了相关并发症。

（7）利用显微镜进行显微外科操作，有效地避免了额外的椎板及脊髓损伤，可使损伤精确定位于某一节段，甚至某一节段的神经根。术后脊髓水肿较轻微，利于恢复，提高了动物福利。

第三节 脊髓损伤灵长类动物模型制作过程

一、模型制作的必备器械

满足神经外科手术需求的手术显微镜（放大倍率最好为 25 倍以上）、单极电刀、双极电凝、椎板咬骨钳、骨膜剥离器、显微吸引器、显微剪等常用显微器械。

二、术前准备及麻醉

食蟹猴（6～9 岁，6～10 kg，公猴）单笼饲养。常规术前 12 h 禁食，项背部备皮，建立静脉输液通道。

用氯胺酮（10 mg/kg）肌内注射诱导麻醉后，行气管插管，接动物专用麻醉机，吸入异氟烷（1.5%～3.0%）维持麻醉状态。

三、手术步骤

（1）俯卧位，胸部稍垫高，使头部自然下垂，用动物头架或立体定位仪固定头颅呈前屈位，使项背部皮肤绷直拉紧。常规消毒、铺单。

（2）用手指触摸项背部中线皮肤，找到隆起明显的第 7 颈椎棘突并定位。项背部中线取自第 5 颈椎至第 2 胸椎棘突纵行皮肤切口，长约 6 cm。依次切开皮肤、皮下组织，显露第 6 颈椎、第 7 颈椎及第 1 胸椎棘突，用电刀及骨膜剥离器自棘突向两侧剥离椎旁肌肉，乳突牵开器牵开椎旁肌肉，显露上述 3 个棘突的两侧椎板，双极电凝仔细止血（图 4 - 1、图 4 - 2）。

（3）咬骨钳咬除第 6 颈椎、第 7 颈椎及第 1 胸椎棘突，咬除第 7 颈椎椎板及其下面的黄韧带、硬膜外脂肪，显露硬脊膜（图 4 - 3）。

（4）手术显微镜下沿中线纵行剪开硬脊膜（图 4 - 4）并用丝线暂时向两侧悬吊，充分显露脊髓背侧面。可见脊髓后动脉主干沿脊髓后中央沟表面走行（图 4 - 5）。行右侧第 7 颈椎节段脊髓半切之前，先沿脊髓右侧上方探查到第 7 颈椎神经根（图 4 - 6）。然后紧贴其下方用显微剪行脊髓半切，内侧以脊髓后动脉为界限，腹侧切到硬脊膜为止（图 4 - 7）。边切开边用双极电凝小功率下仔细止血，注意不要损伤脊髓后动脉主干。

（5）确认切除范围到位后，生理盐水冲洗术区，撤除悬吊丝线及乳突牵开器，硬脊膜可根据后续实验情况选择是否缝合，之后依次缝合椎旁肌肉、皮下及皮肤。碘伏消毒伤口，术毕。

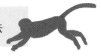

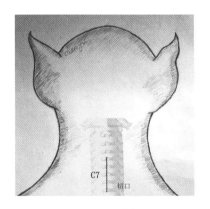

图 4-1　手术切口

（初晨宇提供）

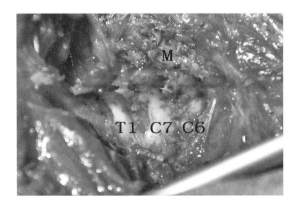

图 4-2　显露椎板和棘突

M：左侧椎旁肌肉；C6：第 6 颈椎棘突及右侧椎板；C7：第 7 颈椎棘突及右侧椎板；T1：第 1 胸椎棘突及右侧椎板。（初晨宇提供）

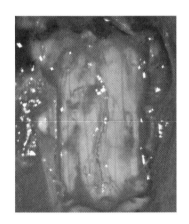

图 4-3　第 7 颈椎至第 8 颈椎节段
脊髓背侧硬脊膜

（初晨宇提供）

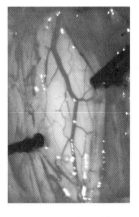

图 4-4　第 7 颈椎至第 8 颈椎
节段脊髓背侧

（初晨宇提供）

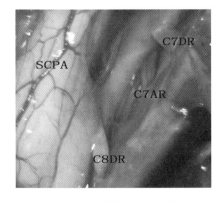

图 4-5　显露颈神经前、后根

C7DR：第 7 颈椎节段后根；C7AR：第 7 颈椎节段前根；
C8DR：第 8 颈椎后根；SCPA：脊髓后动脉。（初晨宇提供）

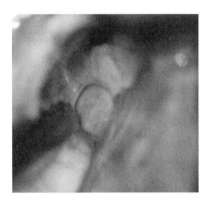

图 4-6　透过切断的脊髓组织
可见腹侧硬脊膜

（初晨宇提供）

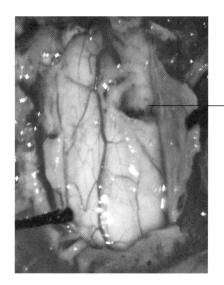

————— 半横切部位

图 4 - 7　第 7 颈椎节段右侧脊髓半切完成

（初晨宇提供）

四、术后处理

术后保留气管插管，直至动物麻醉清醒或恢复吞咽呛咳反射后拔除气管插管。注意保暖，单笼饲养，给予水及米糊、瓜果等易消化食物。肌内注射抗生素预防感染。伤口缝线不需拆除，一段时间后自行脱落。

第四节　脊髓损伤灵长类动物模型的评价

脊髓损伤 NHPs 模型的评价主要基于神经学损伤程度的行为学评分量表、术后神经电生理评价及组织形态学评价。

一、行为学评价

（一）神经学损伤程度的行为学评分

目前，应用于灵长类动物的评分量表主要有 Tarlov 评分法。根据脊髓损伤后动物后肢有无活动，活动是否频繁、有力，能否负重等情况把脊髓功能分为 5 个等级：0 级后肢无运动；1 级后肢有微弱运动；2 级能辅助下蹲坐；3 级能独立蹲坐；4 级能弱跳跃；5 级能正常跳跃。此方法对 NHPs 是准确的，但对种属较低等的动物（如啮齿类动物），尤其在损伤程度较轻时，缺乏准确性，有些指标难以观察。

另外，NHPs 可从神经学损伤的体征进行模型成功与否的判定。在术后 1 周之内，术侧下肢常表现为弛缓性瘫痪，肌张力低，这是脊髓休克期的表现。手术对侧除头颈、上肢外，躯体及下肢痛温觉障碍。手术 1 周之后，术侧下肢逐渐转为痉挛性瘫痪，表现为肌张力增高。术侧上肢远端肌肉弛缓性瘫痪的程度及自主神经损伤程度，依据脊髓损伤节段的多少而轻重不一。

（二）数字化行为学分析

采用日本 Kissei 公司的 Kinematracer™ 行为跟踪分析系统，在专用跑步机上对造模前后动物的步态（步长、步幅、着地期、离地期、两足支持期、步行周期）、动物上下肢关节运动速度及加速度进行客观（无人为干扰）测试并得到数字化行为评价结果（图 4 - 8）。

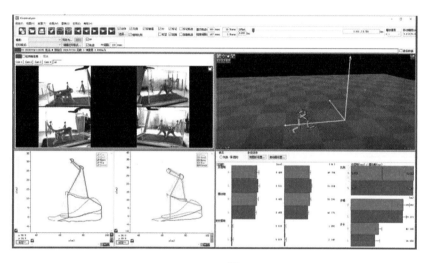

图 4 - 8　采用 Kinematracer™ 行为跟踪分析系统对
脊髓损伤猴进行精细动作分析的数字化评价结果
（广东省科学院动物研究所 NHP 研究组提供）

二、神经电生理评价

神经电生理评价比较客观可靠，尤其适用于动物脊髓损伤后运动和感觉反射不易直接观察的情况。常用的体感神经电生理评价指标有体感诱发电位（somatosensory evoked potential，SEP）、脊髓诱发电位（spinal cord somatosensory evoked potential，SCSEP）和运动诱发电位（motor evoked potential，MEP）。SEP 的变化可反映出脊髓传导功能受损的程度。一般认为 SCSEP 或皮层体感诱发电位（cortical somatosensory evoked potentials，CSEP）的出现取决于脊髓后索或后外侧索的完整性，反映脊髓的感觉通道功能，不反映脊髓的运动功能。MEP 信号沿脊髓前外侧索传送，对实验性脊髓损伤较 SEP 敏感且与运动功能一致。MEP 的恢复先于动物运动功能的恢复。MEP 的存在与否可推断运动通路是否存在，从而达到判断脊髓损伤及预后的目的。MEP 可准确地反映运动功能，与 SEP 结合运用可客观全面地反映脊髓的功能。

三、组织形态学评价

自 20 世纪 70 年以来，用辣根过氧化物酶（horseradish peroxidase，HRP）技术和放

射自显影术追踪神经束行径的方法逐渐成熟。现在多采用免疫组化技术与HRP、荧光物和放射自显影技术等相结合的逆行或顺行标记法，以及与乙酰胆碱能和单胺能荧光物相结合的多种染色等方法来研究脊髓传导束。激光共聚焦扫描显微镜和电子显微镜的应用对于脊髓神经元、胶质细胞的研究起到了很大的帮助。值得一提的是，近年来发展起来的磁共振弥散张量成像（diffusion tensor imaging，DTI）成像功能，为脊髓传导束的研究开辟了新的路径。

四、病理学检查

HE染色可见灰质、白质连续性被破坏、中断，结构紊乱，界限模糊，损伤灶有不规则空腔。神经系统变性、肿胀、坏死，白质纤维溃变、消失，有散在空洞形成，损伤区及其邻近可见结缔组织增生。尼氏染色可见损伤区及邻近结构内正常神经元减少，多数神经元呈现不同程度变性、坏死，表现为核仁偏位或消失，尼氏体凝聚成粗大而不规则的团块，胞核固缩、碎裂、消失，尼氏体崩解，胞浆内出现空泡，细胞崩解消失。

第五节　脊髓损伤灵长类动物模型并发症防治

一、硬脊膜外、下血肿

行脊髓半切手术的动物术后出现了损伤平面以下双侧肢体截瘫，在排除术中意外损伤之后，应考虑到有硬脊膜外、下血肿的可能。这主要是术区止血不彻底所致。如发现及时可行血肿清除术，多数动物术后健侧肢体可恢复正常。如血肿压迫时间过久则手术效果不佳。

二、脑脊液漏

术后可见伤口愈合欠佳，且有脑脊液从伤口渗出。多由于椎旁肌肉及皮下组织缝合不严密，可消毒后给予严密缝合。

三、皮肤擦伤或褥疮

因术后损伤平面以下同侧肢体深感觉障碍，对侧肢体痛温觉障碍，动物对伤害性刺激的反应大大减弱，同时损伤平面以下肢体瘫痪，运动不便，容易引起皮肤擦伤，严重的可致皮肤溃烂，继发感染。对侧臀部、腿部久坐压迫导致褥疮发生。应及时发现，及时进行护理，避免褥疮进一步加重。脊髓损伤NHPs模型的护理要点如下。

（一）预防措施

（1）术后常规应用抗生素，青霉素或头孢类，肌内注射连用3～5 d。

（2）经常缓缓拉动猴笼挤压杆，促使动物尽可能多活动，变换不同的坐姿避免长时间压迫同一部位，造成局部缺血坏死、溃烂。

（二）褥疮治疗

在发现动物长褥疮后要及时治疗，早期可用一些活血化瘀的中成药，如复方丹参片等；炎症期皮肤表面红肿时选用云南白药褥疮膏、氧氟沙星凝胶或新霉素溶液涂抹。

在发生严重褥疮时，除了用抗生素抗感染的同时，应加强清洁消毒，保持伤口干爽。具体措施有：

（1）促进患处血液循环：每天把动物放猴椅上，把有褥疮的一侧肢体抬高固定，使患处不受压迫，促进血液循环。

（2）患处伤口的处理：如果伤口血供比较好，用生理盐水清洗后再用碘伏消毒，然后用红外治疗仪照射 30～60 min，bid。若伤口溃烂严重，有坏死组织时，先用生理盐水和过氧化氢清洗，用碘伏消毒后把坏死组织清理干净，再用红外治疗仪照射 30～60 min，bid。

（3）动物房温湿度控制：①冲洗动物房的时候先把动物移走，避免伤口被水打湿，加重感染。②动物房清洗后要及时把积水擦干。③冬天可以加保温器，提高室内温度、降低湿度，促进伤口的愈合。

（4）饮食护理：①每个动物每天喂 1 个鸡蛋，米粉加奶粉调成糊状饲喂，对不能自主进食的动物要用鼻饲管灌胃。②补充维生素，每天保证足够的青饲料投喂，每天投喂不同的品种，增加新鲜感，如苹果、沙葛、红薯。③根据每个动物对零食的喜好，每天个性化给予零食，如蛋糕、饼干、坚果等零食，增加动物的食欲。

参考文献

［1］廖利民，吴娟，鞠彦合，等. 脊髓损伤患者泌尿系管理与临床康复指南［J］. 中国康复理论与实践，2013，19（4），301－307.

［2］ALLEN A R. Surgery of experimental lesions of spinal cord equivalent to crush injury of fracture dislocation［J］. JAMA，1911，57（11）：878－880.

［3］FALCONER J C，NARAYANA P A，BHATTACHARJEE M，et al. Characterization of an experimental spinal cord injury model using waveform and morphometric analysis［J］. Spine，1996，21（1）：104－112.

［4］HIRUMA S，OTSUKA K，SATOU T，et al. Simple and reproducible model of rat spinal cord injury induced by a controlled cortical impact device［J］. Neurol Res，1999，21（3）：313－323.

［5］GRUNER J A. A monitored contusion model of spinal cord injury in the rat［J］. Neurotrauma，1992，9（2）：123－126.

［6］BASSO D M，BEATTIE M S，BRESNAHAN J C. Graded histological and locomotor outcomes after spinal cord contusion using the NYU weight-drop device versus transection［J］. Exp Neurol，1996，139（2）：244－256.

［7］TARLOV I M，KLINGER H，VITALE S. Spinal cord compression studies：I experimental techniques to produce acute and gradual compression［J］. AMA Arch Neurol Psychiatry，1953，70（6）：813－819.

[8] TATOR C H, DEECKE L. Value of normothermic perfusion, hypothermic perfusion, and durotomy in the treatment of experimental acute spinal cord trauma [J]. Neurosurg, 1973, 39 (1): 52 -64.

[9] KUCHNER E F, HANSEBOUT R R, PAPPIUS H M. Effects of dexamethasone and of local hypothermia on early and late tissue electrolyte changes in experimental spinal cord injury [J]. Spinal Disord, 2000, 13 (5): 391 -398.

[10] LIM J H, JUNG C S, BYEON Y E, et al. Establishment of a canine spinal cord injury model induced by epidural balloon compression [J]. Vet Sci, 2007, 8 (1): 89 -94.

[11] FUKUDA S, NAKAMURA T, KISHIGAMI Y, et al. New canine spinal cord injury model free from laminectomy [J]. Brain Res Brain Res Protoc, 2005, 14 (3): 171 -180.

[12] PURDY P D, DUONG R T, WHITE C L 3rd, et al. Percutaneous translumbar spinal cord compression injury in a dog model that uses angioplasty balloons: MR imaging and histopathologic findings [J]. AJNR Am J Neuroradiol, 2003, 24 (2): 177 -184.

[13] LEE J H, CHOI C B, CHUNG D J, et al. Development of an improved canine model of percutaneous spinal cord compression injury by balloon catheter [J]. Neurosci Methods, 2008, 167 (2): 310 -316.

[14] CHAVKO M, KALINCAKOVA K, KLUCHOVA D, et al. Blood flow and electrolytes in spinal cord ischemia [J]. Exp Neurol, 1991, 112 (3): 299 -303.

[15] BASSO D M, BEATTIE M S, BRESNAHAN J C. Graded histological and locomotor outcomes after spinal cord contusion using the NYU weight-drop device versus transection [J]. Exp Neurol, 1996, 139 (2): 244 -256.

[16] SURESH BABU R, MUTHUSAMY R, NAMASIVAYAM A. Behavioural assessment of functional recovery after spinal cord hemisection in the bonnet monkey [J]. Neurol Sci, 2000, 178 (2): 136 -152.

[17] ZHU H, YANG S, LIU Y, et al. Glial response and myelin clearance in areas of wallerian degeneration after spinal cord hemisection in the monkey Macaca fascicularis [J]. Neurotrauma, 2009, 26 (11): 2083 -2096.

[18] JIA L, YU Z, HUI L, et al. Fas and FasL expression in the spinal cord following cord hemisection in the monkey [J]. Neurochem Res, 2011, 36 (3): 419 -425.

[19] BAFFOUR R, ACHANTA K, KAUFMAN J, et al. Synergistic effect of basic fibroblast growth factor and methylprednisolone on neurological function after experimental spinal cord injury [J]. Neurosurg, 1995, 83 (1): 105 -110.

[20] USHIO Y, POSNER R, POSNER J B, et al. Experimental spinal cord compression by epidural neoplasm [J]. Neurology, 1977, 27 (5): 422 -429.

[21] WATSON B D, DIETRICH W D, BUSTO R, et al. Induction of reproducible brain infarction by photochemically initiated thrombosis [J]. Ann Neurol, 1985, 17 (5): 497 -504.

[22] BUNGE M B, HOLETS V R, BATES M L, et al. Characterization of photochemically

induced spinal cord injury in the rat by light and electron microscopy [J]. Exp Neurol, 1994, 127 (1): 76 - 93.

[23] DOLAN E J, TRANSFELDT E E, TATOR C H, et al. The effect of spinal distraction on regional spinal cord blood flow in cats [J]. Neurosurg, 1980, 53 (6): 756 - 764.

[24] GIRGIS J, MERRETT D, KIRKLAND S, et al. Reaching training in rats with spinal cord injury promotes plasticity and task specific recovery [J]. Brain, 2007, 130 (11): 2993 - 3003.

[25] HIGO N. Effects of rehabilitative training on recovery of hand motor function: a review of animal studies [J]. Neurosci Res, 2013, S0168 - 0102 (13) 00205 - 00208.

[26] 郭志宝, 王伟. 脊髓损伤模型的研究进展 [J]. 神经损伤与功能重建, 2009, 4 (2): 133 - 135.

[27] DAWSON G D. A summation technique for detecting small singals in a large background [J]. Physiol, 1951, 115: 2.

[28] STEWART M, QUICK G J, AMASSIAN V E. Corticospinal responses to electrical stimulation of motor cortex in the rat [J]. Brain Res, 1990, 508: 344.

[29] BABU S R, MUTHUSAMY R, NAMASIVAYAM A. Behavioural assessment of functional recovery after spinal cord hemisection in the bonnet monkey [J]. Neurol Sci, 2000, 178 (2): 136 - 152.

[30] 罗玉敏, 冯娟, 赵海平, 等. 神经系统疾病动物模型 [M]. 北京: 中国医药科技出版社, 2017.

第五章 帕金森病灵长类动物模型
——偏侧帕金森病模型、慢性帕金森病模型手术方法

第一节 概　　述

帕金森病（Parkinson's disease，PD）是以静止性震颤、肌僵直和运动迟缓为主要症状的、常见的中枢神经系统退行性病变，其病理特征为中脑黑质多巴胺（dopamine，DA）能神经元的变性和脑内 Lewy 小体（Lewy's body，LB）的形成。其主要病变部位局限在中脑黑质、迷走神经背核等多巴胺能神经元胞体聚集区，导致多巴胺能神经元的变性死亡，多巴胺神经递质生成减少，皮层 - 基底节运动神经环路多巴胺能系统与乙酰胆碱能系统不平衡，从而引起一系列临床症状。

帕金森病的人群患病率较高，在我国约为 57 /10 万。在美国和欧洲 60 岁以上人群中，帕金森病的发病率为 0.1%，患病率超过 1%。按此估算，我国应有近 200 万帕金森病患者。由于患者众多，对人类健康危害较大，而病理改变较为局限且相对清楚，从科学研究和现实应用的角度来看，对帕金森病的研究已成为目前全球神经科学研究的热点。

帕金森病动物模型的建立是进行各种实验研究的先决条件。迄今为止，已经有小鼠、大鼠等动物的 PD 模型。这些啮齿类动物模型均能在一定程度上复制出帕金森病的临床症状和病理生理改变。其中，PD 大鼠模型由于经济、易于建立和行为学观察比较直接而广为研究者所采用，但它与人类帕金森病的病理、生理相去甚远，因此不是人类帕金森病的理想动物模型。

制备 PD 模型的理论基础是基于对帕金森病的病理和生化机制的认识。帕金森病的主要病理改变是中脑 DA 能神经元变性、死亡、缺失，黑质 - 纹状体多巴胺能系统功能减退。纹状体 DA 含量降低而使胆碱（Ach）能系统的功能相对亢进。纹状体 DA 和 Ach 两种递质系统的失衡是产生帕金森病各种运动症状的生化基础。因此，制备 PD 模型的原理主要有两条途径：一是递质生化途径，即利用各种干扰 Ach 和 DA 代谢及作用的药物，直接模拟帕金森病的递质生化改变；二是病理途径，即利用化学、物理损毁的办法破坏黑质 - 纹状体 DA 递质系统，继而产生帕金森病的递质生化改变。显而易见，后一途径制备的 PD 模型更接近帕金森病的实际情况，在稳定性及可重复性方面也优于前者，因而得到了较为广泛的应用。

近年来，由于发现少数家族性帕金森病由特定基因突变所致，表达致病基因的转基因动物可作为遗传 PD 模型，用于遗传因素的发病机制研究。针对少数的家族性帕金森

病，其遗传因素起关键作用，目前至少已发现 2 个家族性帕金森病致病基因，包括 α-synuclein 和 Parkin。表达与帕金森病发病有关的野生或突变基因的转基因动物，可作为帕金森病遗传模型，用于相关致病基因的致病机制、环境因素与遗传因素的相互作用等方面的研究。目前已成功制备的帕金森病遗传模型主要有 synuclein 转基因小鼠和转基因果蝇。针对免疫因素可能参与 DA 能神经元的损伤机制，目前已初步制备成功的帕金森病黑质免疫损伤的模型，包括应用牛脑黑质致密区组织匀浆或 DA 能细胞株 MES 23.5 膜蛋白免疫豚鼠，以及将帕金森病患者血清免疫球蛋白或免疫激活剂脂多糖（lipopolysaccharide，LPS）立体定向注入大鼠一侧黑质区（制备方法与 6－羟基多巴胺模型相似），可产生相对选择性 DA 能神经元损伤和 DA 功能低下，DA 及其代谢产物［高香草酸（homovanillic acid，HVA）与 3，4－二羟基乙酸（3，4-dihydroxyphenyl acetic acid，DOPAC）］含量降低，部分动物出现行为学改变，该模型多用于帕金森病的发病机制研究。目前，帕金森动物模型的制作方法主要有以下几种。

一、药物诱发的 PD 模型

使用拟胆碱制剂通过抑制胆碱酯酶减少 Ach 的代谢或作为激动剂直接兴奋 Ach 受体，增强基底节 Ach 系统的功能，可制备以震颤为主要表现的 PD 模型。采用的药物有槟榔碱（arecoline）等。这类模型缺乏帕金森病的病理基础，在代表性和稳定性方面不够理想，目前已基本不用。另一类是抗 DA 制剂。抗 DA 制剂通过耗竭 DA 能神经末梢储存的递质（如利血平）、干扰 DA 合成（如 2－甲基－酪氨酸）或直接阻断 DA 受体（如氯丙嗪、氟哌啶醇等）用以削弱基底节 DA 系统的功能，使 Ach 系统的功能相对亢进而产生 PD 的一些症状。这类模型在症状方面比拟胆碱药制备的 PD 模型更接近人类帕金森病。但其缺点是仍无病理方面的改变，症状的持续时间及稳定性方面仍不够理想，目前仅偶尔使用。

二、化学损毁制备的 PD 动物模型

1. 采用 6－羟基多巴胺（6-hydroxydopamine，6-OHDA）制备 PD 动物模型

6-OHDA 为选择性 DA 神经元化学损毁剂，当它被注射到大鼠纹状体或黑质后可被 DA 神经元末梢或胞体的膜转运体主动摄取到细胞内，经氧化生成神经毒物如羟自由基和醌类物质，使 DA 神经元变性、死亡，黑质－纹状体 DA 系统功能减退而产生类似于帕金森病的症状。单侧损毁后，通过外周给予促 DA 制剂可使动物产生旋转行为。6-OHDA 单侧损毁制备的旋转模型是目前使用最多的 PD 模型之一，其病理、生化方面的表现同人类帕金森病有不少相似之处，如黑质 DA 能神经元变性、死亡、缺失，胶质细胞增生，黑质和纹状体酪氨酸羟化酶（tyrosine hydroxylase，TH）活性及 DA 含量降低。另一突出的优点是药物诱发的旋转行为的量化，是评价抗帕金森病药物疗效稳定可靠的指标。该模型的缺点是仍属急性损伤模型，不能模拟 PD 慢性进行性的病程特点，病理方面也与人类帕金森病有一定差异（如无细胞内 Lewy 小体）。此模型可用于帕金森病的发病机制及药物疗效判定、细胞移植治疗、基因治疗、神经保护治疗方面的研究。

2．甲基苯丙胺（methamphetamine）制备的 PD 动物模型

苯丙胺类药物是一类具有潜在成瘾性的神经兴奋剂，具有促 DA 释放作用，大剂量应用时则可产生神经毒效应。苯丙胺药物的毒性作用机制尚未阐明，间接证据表明该药通过多巴胺转运体（dopamine transporter，DAT）被摄入细胞内，兴奋性氨基酸受体拮抗剂 MK-801 可阻断其毒性作用，体外实验提示能量代谢障碍、氧化应激和兴奋性氨基酸与其毒性作用有关。给大鼠或小鼠大剂量应用甲基苯丙胺，可引起纹状体 DA 能神经末梢递质耗竭，黑质和纹状体 TH 活性降低，DA 及其代谢产物减少，在大鼠纹状体及其他部位还发现有 5－羟色胺（5-HT）浓度降低，但黑质 DA 能神经元胞体改变不明显。这一模型可模拟 PD 生化方面的改变，但没有明显 PD 病理、运动行为方面的症状。可用于 PD 神经保护方面的研究。

3．采用除草剂制备的 PD 动物模型

一些除草剂因为结构与甲基－苯基吡啶离子（MPP⁺）相似被认为可能是导致帕金森病的环境因素。给小鼠系统性注射除草剂百草枯（paraquat）可导致黑质 DA 神经元变性、黑质及纹状体 DA 含量降低，随后出现行走行为减少。毒性机制可能与 MPP⁺ 相似。另一种除草剂乙撑双二硫代氨甲酸锰（Maneb）可增强 1－甲基－4－苯基－1，2，3，6－四氢吡啶（MPTP）毒性，与百草枯合用具有协同作用，可模拟帕金森病病理、行为方面的部分改变，在研究环境因素与帕金森病发病机制方面有一定价值。其采用的急性暴露给药方式与实际环境因素的作用方式仍有差距，该模型的各方面的特性研究尚不充分。

4．采用鱼藤酮（rotenone）制备的 PD 动物模型

鱼藤酮是一种天然有机杀虫剂，具有亲脂性，可透过血脑屏障，对脑组织线粒体呼吸链复合体 I 的活性具有强大而广泛的抑制作用。尽管鱼藤酮对复合体 I 活性抑制作用无选择性，却可选择性引起黑质－纹状体 DA 系统变性（可能与 DA 神经元对氧化应激的敏感性有关）。制备模型的神经毒素来自自然环境，其慢性暴露的制备方式能较好地模拟帕金森病发病过程，在病理、生化、致病机制、行为等方面均能较好地模拟帕金森病相关特征。该模型对研究环境因素与帕金森病病因及发病机制之间的关系具有独特的价值，其慢性、进行性病程特征还特别适合帕金森病的神经保护治疗研究。通过微泵缓慢注入药物，选择性引起黑质－纹状体 DA 系统变性，在黑质细胞内有类似 Lewy 小体的 α-synuclein 阳性包涵体形成。行为方面有屈曲体姿、运动减少，有时伴强直、震颤。

5．采用 MPTP 诱导的 PD 动物模型

MPTP 是在合成强镇痛剂 1－甲基－4－苯基－4－哌啶丙酸酯（MPPP）过程中改变生产条件出现的副产品，能选择性破坏多巴胺能神经元。MPTP 的毒性效应存在种属差异，人和 NHPs 最为敏感，猫和小鼠次之，而大鼠、豚鼠对其有明显的抵抗力。这种种属敏感性差异的原因尚不完全清楚，可能与 MPTP 进入体内后的分布、代谢及动物体内胶质细胞单胺氧化酶 B（MAO-B）的活性、抗氧化反应能力的差异等有关。此外，MPTP 的敏感性还与动物年龄有关，一般老年动物较年轻动物更为敏感。利用 MPTP 制备的 PD 灵长类动物模型，在症状及病理、生化改变方面均酷似人类帕金森病，稳定可靠，对抗帕金森病药物的反应（包括副作用）也同人类的相似。这是目前所建立的最

能反映人类帕金森病特征的动物模型，因而被广泛用于帕金森病发病机制、诊断及治疗方面的研究工作中。MPTP 对 DA 能神经元的毒性作用机制主要通过抑制线粒体呼吸链复合体 I 的活性及由此诱发的氧化应激反应来实现。MPTP 本身并无毒性，其进入脑内在 MAO-B 作用下转变为甲基 - 苯基 - 二氢吡啶（MPDP），然后进一步转化为 MPP+，MPP+ 被 DAT 主动摄取到 DA 能神经元胞体内再进入线粒体，抑制线粒体呼吸链复合体 I 的活性，使 ATP 合成减少，自由基生成增加，同时，MPP+ 还可使细胞内乳酸堆积，Ca^{2+} 平衡紊乱，一氧化氮（NO）合成增加，谷胱甘肽（GSH）合成减少。这些因素均可加剧自由基的过度生成，降低细胞对自由基损伤的抵抗能力，最终导致 DA 能神经元变性、死亡。由于 MAO-B 抑制剂和阻止多巴胺转运载体的药物能预防或阻止 MPTP 对黑质多巴胺能神经元的毒性作用，MPTP 的毒性作用主要与体内 MAO-B、DAT 和线粒体功能改变有关。MPTP 经 MAO-B 氧化代谢的过程如图 5 - 1 所示。

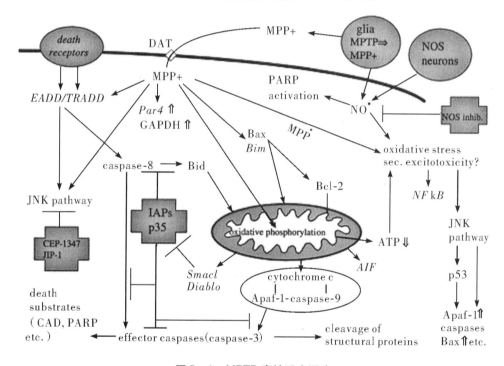

图 5 - 1　MPTP 毒性反应通路

为表达清晰，图中未显示所有的交叉反应和汇聚或发散的下游通路。MPTP 帕金森病模型中尚未被证实的作用机制用斜体字表示，其反应途径用 "⇒" 表示；已经证实的作用机制及反应途径用 "→" 表示。相应反应途径抑制剂的作用位点用 " + " 表示。AIF，凋亡诱导因子。（资料来源：EBERHARDT O，SCHULZ J B．Apoptotic mechanisms and antiapoptotic therapy in the MPTP model of Parkinson's disease［J］．Toxicology letters，2003（139）：135 - 151．）

1979 年首次发现注射 MPTP 可使人产生类似帕金森病的症状，此后有人提出，用 MPTP 制作恒河猴的帕金森病模型应该表现出与人类帕金森病非常类似的临床症状。由于灵长类动物黑质 - 纹状体的多巴胺能神经元对 MPTP 的毒性的敏感性远远超过啮齿类动物，因此，恒河猴产生的临床症状与人类帕金森病的临床症状也应非常类似，如运动迟缓、静止性震颤、肌张力增高、面部表情呆滞、自发运动减少等；病理生理变化也与人类帕金森病类似，即 MPTP 选择性作用于黑质，引起酪氨酸羟化酶阳性的多巴胺能神经元损伤坏死，在黑质致密带中央外侧部的神经元较正中部位的损害更明显等等。因此，帕金森病 NHPs 模型是较为理想的帕金森病实验动物模型。

目前采用不同方法建立的 PD 灵长类动物模型主要有以下三种。

（1）急性双侧损伤 PD 灵长类动物模型。该类模型多采用静脉推注、肌内、腹腔、皮下注射 MPTP，利用机体全面吸收代谢的方法。通过氯胺酮麻醉后对模型猴后小腿皮下静脉缓慢注入新鲜配制的 MPTP 溶液，通过记录猴帕金森病行为学变化，并且利用评估量表的方法确定模型建立是否成功。建立模型的过程中，通过观察行为学的变化及监测生化指标发现，MPTP 虽然在注射 3 d 后基本代谢完毕，但其对中枢神经系统造成的继发性损害可能持续发展并长期存在。基于此推测，在帕金森病的自然病程中，除了外界致病因素作用外，机体自身内环境的继发性变化过程也可能是导致疾病进行性发展的重要内在因素，但在此实验的病理检查中未发现 Lewy 小体出现，可能与猴模型急性发病有关。也有研究者通过腹腔注射 MPTP 建立了 PD 行为学模型，且发现不同种属的灵长类动物都能表现出帕金森病症状，但不同种属制备模型所需要的时间和 MPTP 剂量并不同。双侧 PD 模型能够达到帕金森病的行为学标准，但多数研究者在制备急性期和亚急性期模型的过程中发现双侧损伤的动物会普遍出现吞咽和运动困难，动物不能行走和进食对饲养造成了许多障碍，且依赖治疗帕金森病的药物维持其存活，给研究带来了极大的不便。

（2）偏侧急性损伤 PD 灵长类动物模型。近些年，MPTP 诱导制作偏侧猴模型多采用颈总动脉给药、颈内动脉给药或者立体定向毁损一侧黑质等方法。颈内动脉给药的方式可以使药物完全直接进入同侧脑内，优于颈总动脉给药或其他给药方式。颈动脉注射又分手术暴露颈动脉和血管介入给药两种方法，目前血管介入手术已经非常成熟，因此，通过介入手段制作 PD 灵长类动物模型条件已经具备。研究发现，颈总动脉插管颈内动脉注射法比颈外动脉夹闭颈总动脉注射制作偏侧猴模型更加简单有效，且颈内动脉给药可以消除药物直接被外周多巴胺和去甲肾上腺素能神经细胞吸收的影响。但颈内动脉直接注射给药存在一定困难，且费用高，需要介入设备等基础条件的支持。偏侧 PD 灵长类动物模型由于仅有单侧症状，无严重吞咽、进食等功能障碍，动物易长期存活，可以进行自身前后及左右对照，并且研究者可以通过肌内注射 β 受体激动剂，如阿扑吗啡、溴隐亭等，可引起动物向健侧旋转，以判断偏侧模型造模是否成功，较双侧急性损伤模型常用。

（3）慢性损伤 PD 灵长类动物模型。急性偏侧损毁模型使动物在短时间内出现帕金森病的临床症状或病理变化，却难以模拟出 PD 的慢性病理过程，且需要较高的操作技术和专业的研究设备，因此，上述多种方案模拟出的帕金森病行为学改变和病理变化都不是最理想的研究模型。有研究者采用小剂量 MPTP、重复多次前臂肌内注射，连续给药 45 d，并记录、评分，建立了慢性 PD 动物模型，并运用免疫组化的方法从出现帕金森病典型行为学症状并濒临死亡的动物黑质部位成功地检测到 Lewy 小体，从而对猴模型的可靠性进行了验证，因而，该类模型被认为是一种最接近帕金森病病理生理过程的PD动物模型。

第二节　帕金森病灵长类动物模型的制备

一、偏侧帕金森病灵长类动物模型制作方法

（一）模型制作必备器械

双极电凝、显微操作器械（显微吸引器、显微神经剥离子、显微剪、显微枪状镊等）及其他常用器械。

（二）术前准备及麻醉

食蟹猴（6～9岁，6～10 kg，公猴）单笼饲养。常规术前12 h禁食，颈部备皮，建立静脉输液通道。用氯胺酮（10 mg/kg）肌注诱导麻醉后，行气管插管，接动物专用麻醉机，吸入异氟醚（1.5%～3.0%）维持麻醉状态。

（三）手术步骤

（1）麻醉成功后，动物颈部剃毛。术野常规消毒，铺无菌巾。

（2）取颈部旁中线旁开0.5 cm纵形切口，自胸骨上凹向上长约3 cm。逐层切口皮肤和皮下组织，恒河猴皮下组织较少，注意颈前部静脉血管，如出血应及时处理，保证术野清晰。

（3）在胸锁乳突肌内缘，沿气管旁钝性分离至暴露颈总动脉。按1.2 mg/kg剂量抽取新鲜配制的MPTP（Sigma，美国）生理盐水溶液5 mL，用1 mL注射器针头穿刺颈总动脉，顺血流方向缓慢注射，在2 min内注射完毕。

（4）药物注射完毕后，快速拔除针头，由于动脉压力较大，应同时用纱布压迫5 min。确定无明确出血后，清点确认手术器械、纱布、棉片和手术缝线无误，间断全层缝合皮肤。术后连续3 d肌注青霉素钠80万U，第5天拆线。

（5）术后处理、观察和症状诱导：术后每日观察记录动物进食、面部表情、姿势、肌张力、肢体活动情况。术后1周将新鲜配制的阿扑吗啡（apomorphine）生理盐水溶液按0.2 mg/kg行肌内注射。检测其旋转行为。以动物向造模手术对侧旋转大于等于6次/分、肌张力增高、运动减少、反应迟钝作为模型成功的评定标准。

二、慢性帕金森病灵长类动物模型制作方法

Alzet植入式胶囊渗透压泵（MODEL 2ML4），MPTP浓度10 mg/mL；染毒剂量0.1 mg/（kg·d）；用盐酸氯胺酮（8 mg/kg体重）肌内注射供试食蟹猴，动物进入麻醉状态后，固定动物于实验动物手术台，背部剃毛。术野常规消毒，铺无菌巾。取两侧肩胛骨间横形切口，长约3 cm。钝性分离皮下组织，将注入MPTP的Alzet泵（2 mL）置入皮下后，缝合切口。术后连续3 d肌内注射青霉素80万U，每日1次。缓释泵皮下

给药，连续染毒时间 4 周，每日定时定期观察动物行为学变化，并量表分析。待评分达 8 分时，取出缓释泵，终止染毒。继续观察其行为学变化。

第三节　帕金森病灵长类动物模型的评价

一、偏侧帕金森病灵长类动物模型评价

（一）行为学变化

模型制作后每日观察记录发现，造模成功的动物于术后 5 d 出现进食和活动减少；造模对侧肢体肌张力增高，部分动物出现对侧肢体震颤（以上肢明显）；坐位时扶持，约束上肢时身体向造模对侧倾斜，甚至倾倒；表情呆滞，对外界刺激反应淡漠等症状。

模型组动物在术后 1 周时，肌内注射新鲜配制的阿扑吗啡（$0.05 \sim 0.20$ mg/kg）后动物出现激惹症状，并向左侧快速旋转（$10 \sim 20$ 次/分）。在术后 6 个月时，对模型动物注射新鲜配制的阿扑吗啡，仍能观察到与既往相同频率的定向旋转动作。

（二）影像学检查

1. MRI 检查

采用 Philips 3.0 T MRI 仪行头颅横断面及冠状面平扫，横断面平扫基线为听眶线，冠状面平扫时基线垂直于听眶线。采用 SE 序列行 T1W 及 T2W 成像。成像参数为：层厚 5 mm，层间距 5 mm，视野 14 cm × 14 cm 至 16 cm × 16 cm；T1WI TR 600 ms，TE 15 ms；T2WI TR 2，500 ms，TE 90 ms。

MRI 以其软组织密度（信号强度）分辨率高及无电离辐射等优点而作为 PD 的重要检查方法之一。PD 造模前后的 MRI 结果如图 5 -2 所示。

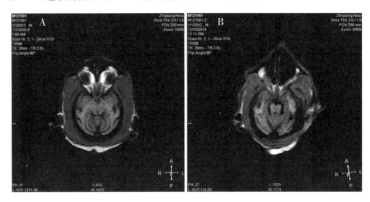

图 5 -2　偏侧 PD 猴造模前后 MRI 检测结果

A. 正常猴基底节区未见异常信号，边界清晰完整，双侧对称；B. 造模 1 个月后，PD 猴右侧苍白球出现异常低信号改变，致双侧苍白球形态不对称，边界尚清晰完整。（广东省科学院动物研究所 NHP 研究课题组提供）

2. PET-CT 检查

实验猴于空腹时用 3% 戊巴比妥钠（1 mL/kg）麻醉后，按 0.35 mCi/kg（1 mCi =

37×10^6 Bq）的剂量从大隐静脉注射^{18}F 标记的脱氧葡萄糖－1－［18^F］氟代－2－脱氧葡萄糖（^{18}F-fluorodeoxyglucose，^{18}F-FDG）3. 00～3. 20 mCi。45 min 后，取仰卧位，听眶线垂直地面，采用 SIEMENS ECAT HR + PET 扫描仪（32 环，63 层），以二维方式采集信息（采集时间为 25 min）后重建断层图像，图像放大 4 倍。在计算机上选取影像最清晰的横断面图像，计算其平均标准摄取值（average standard uptake value，SUVave），了解模型动物脑内代谢情况变化。偏侧 PD 猴造模前后 PET-CT 结果如图 5 - 3 所示。

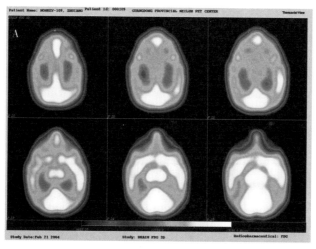

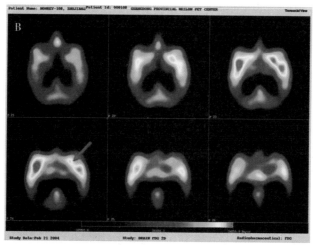

图 5 - 3　偏侧 PD 猴 PET-CT 检查结果

A（正常猴）双侧纹状体、丘脑影像对称，放射性分布均匀，双侧平均标准摄取值 SUVave 无明显差异；B（PD 猴）在 FDG/PET 显像时显示患侧纹状体、丘脑葡萄糖代谢较对侧减低（箭头所示）。（广东省科学院动物研究所 NHP 研究课题组提供）

3. SPECT 检查

显像剂 TRODAT-1，即 2β－［N，N－双（巯乙基）乙撑二胺基］甲基，3β－（4－氯苯基）托烷，购自江苏省原子医学研究所核医学国家重点实验室（实验室编号：136193030），按试剂盒说明用 99 mTc 标记显像剂。

多巴胺转运体（DAT）显像：实验猴于空腹时用3%戊巴比妥钠（1 mL/kg）麻醉后，先经胃管灌服过氯酸钾（10 mg/kg）以封闭脉络丛，1 h后静注99mTc-TRODAT-1（1，110 mBq），3 h后采集信息。取仰卧位，听眶线垂直地面，采用 GE MillenniumTM MG 型 SPECT，配低能平行孔准直器，图像放大4倍，矩阵128×128，双探头绕头颅旋转180°，采集64帧，每帧40 s，能峰140 keV，能窗宽度15%。原始资料经 Butterworth 滤波，截止频率0.7，陡度因子15，分别重建横断面及冠状面图像，均经 Chang 法衰减校正（校正系数为0.15/cm），图像层厚1个像素（约0.5 cm）。在计算机上选取清晰图像进行分析。在纹状体及小脑部位设定相同形状面积相等的区域为感兴趣区（ROI），自动计算 ROI 放射计数，代表 DAT 的密度，并计算左右侧纹状体与小脑之间的放射比值。

PD 主要病理改变是中脑黑质 DA 能神经元及其通路变性，导致纹状体 DA 含量降低。在 PD 的病理生化改变中，纹状体区突触前膜 DA 能神经元数量的改变，使突触后膜的相应受体发生上调或下调变化，突触前膜 DAT 亦会发生相应的变化，而且后者的变化比前者更特异、更敏感。因此，DAT 的功能活动、密度变化则是反映 DA 神经递质系统功能的一个重要指标。DAT 作为 DA 能神经元突触前膜上的一种膜蛋白，其主要功能是再摄取突触间隙的 DA，调节 DA 与其受体之间结合的信息传递，约3/4的 DA 由 DAT 转运至突触前膜，以待重新利用。目前的头部 CT、MRI 检查不能观察其变化，而位于纹状体 DA 能神经元突触前膜的 DAT 功能或密度的改变与 DA 能神经元数量的变化相一致，其功能显像有助于反映 PD 黑质 DA 能神经元的病理变化和评估细胞移植效果的客观指标。

用 MPTP 制备的偏侧 PD 猴模型，采用 99mTc-TRODAT-1 SPECT 显像方法观察偏侧 PD 猴模型双侧纹状体及小脑放射性计数的变化。偏侧 PD 猴造模前后 SPECT 检查结果如图5-4所示。

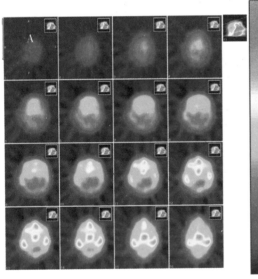
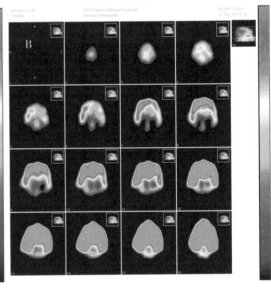

图5-4 偏侧 PD 猴造模前后 SPECT 影像检查结果

A. 正常猴双侧侧纹状体与小脑 ROI 比值相等；B. PD 模型动物，MPTP 未损毁侧纹状体可见 DAT 配体 99mTc-TRODAT-1 放射性浓集，而损毁侧浓集缺失，左右侧纹状体 ROI 比值小于0.7，且左侧纹状体与小脑的 ROI 比值低于右侧，表明 PD 猴纹状体 DAT 功能或密度明显降低或减小。（广东省科学院动物研究所 NHP 研究课题组提供）

（三）病理学检查

正常猴右侧黑质多巴胺能神经元（TH 阳性）数目与左侧无差异；PD 猴右侧黑质多巴胺能神经元（TH 阳性）数目较左侧明显减少。制模侧黑质结构紊乱，大量细胞缺失，形成蜂窝样结构；对照侧结构完整清晰。对照侧的中脑黑质 TH 阳性细胞较模型侧明显增多，且结构完整，胞体规则，细胞突起清晰，TH 阳性神经纤维明显；而制模侧脑黑质 TH 阳性细胞明显减少，细胞形态不规则，胞体皱缩或崩解，不能显示细胞突起，难以发现细胞间联系（图 5 - 5）。

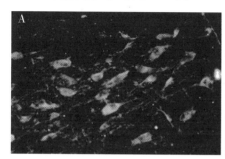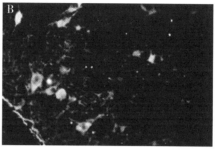

图 5 - 5　正常猴与偏侧 PD 猴免疫组化检测结果

A. 正常猴右侧黑质多巴胺能神经元（TH 阳性）数目与左侧无差异；B. PD 猴右侧黑质多巴胺能神经元（TH 阳性）数目较左侧明显减少。（广东省科学院动物研究所 NHP 研究课题组提供）

二、慢性帕金森病灵长类动物模型评价

（一）行为学评价

1. 行为量表评分

慢性 PD 模型术后采用 Hoen and Yahr 量表，分别于术前及术后 1 周、2 周、3 周、4 周、5 周、6 周、7 周分别观察记录动物进食、面部表情、姿势、肌张力、肢体活动情况（表 5 - 1）对灵长类动物行为学改变进行评分。PD 灵长类动物可见运动迟缓、静止性震颤和表情呆滞等帕金森病样行为改变，第 7 周时，Hoen and Yahr 量表评分值达 8 分或以上即可判定 PD 灵长类动物达到成模标准（表 5 - 2）。

表 5 - 1　MPTP 猴帕金森病 Hoen and Yahr 的评分标准（Scores of Hoen and Yahr）

面部表情	分值	休息性震颤（左/右）	分值
0——正常（年老动物通常出现轻微的表情缺乏现象）		0——无症状	
1——轻微的但可以察觉表情减少		1——轻微的间歇性发生，幅度较小	
2——中度表情缺乏		2——中度的明显的上半身持续性发生	
3——严重，出现面具表情或表情固定不变		3——严重的持续性发生，幅度较大	

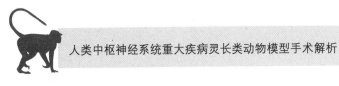

续表 5 - 1

动作性或意向性震颤（左/右）	分值	姿势	分值
0——无症状		0——正常姿势	
1——轻微或间歇性出现		1——轻微的弯曲姿势	
2——中度的明显的持续性出现		2——严重的弯曲姿势	
3——严重的持续性发生，幅度较大		—	

步态	分值	运动迟缓（全身性）	分值
0——正常，四肢运动灵活		0——运动速度和能力正常	
1——行走缓慢困难		1——整体运动轻微减慢	
2——行走显著受损，十分费力		2——整体运动中度减慢	
3——行走能力严重减弱		3——整体运动严重减慢，缓慢，费力；运动和维持运动十分困难	
—		4——基本无运动（运动不能）	

平衡/协调	分值	上肢的大型运动能力（左/右取食处于远处的食物）	分值
0——正常		0——取食频率与正常情况相比无变化	
1——运动或站立中基本能保持平衡，但运动缓慢且/或靠手臂维持平衡		1——经常性	
2——站立和运动中失去平衡能力		2——偶尔	
3——站立和运动中频繁严重的失去平衡能力		3——无运动	

下肢的大型运动能力（左/右）	分值	防御反应	分值
0——下肢活动能力正常，动作幅度较大		0——正常，对于测试者表现正常反应（向后躲避，张嘴露牙等）	
1——显著的下肢活动能力减弱，动作连贯无迟疑，但有些轻微偏好或不正常		1——可观察到受损，防御反应缓慢	
2——严重的下肢活动能力减弱，偏好严重，动作带有明显的迟疑		2——遇到较大刺激时很少或失去防御反应	
3——拒绝使用下肢		—	

表 5 - 2　帕金森病猴 Hoen and Yahr 的行为评分结果

时间	给药前	第一周	第二周	第三周	第四周	第五周	第六周	第七周
评分值	0	0	4	9	21	26	28	28

2. 慢性 PD 灵长类动物模型动态行为分析

术前、术后每周 1 次，采用 PrimateScan 行为分析系统对动物造模型前后的行为进行自动化采集（图 5-6）、分析，获得造模前后 PD 灵长类动物动态行为变化的数字化分析结果（图 5-7）。

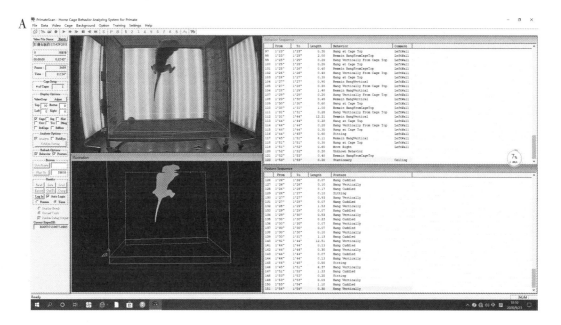

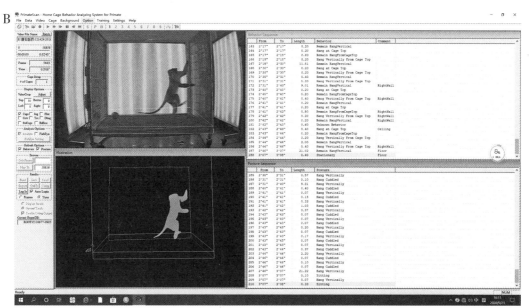

图 5-6　PrimateScan 行为分析系统呈现的灵长类动物实时行为数据

A. 术前动物悬挂（hang）行为；B. 术前动物攀爬（climb）行为。（广东省科学院动物研究所 NHP 研究组提供）

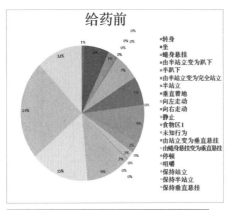

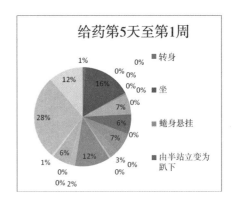

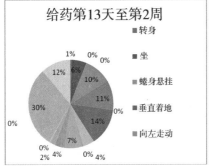

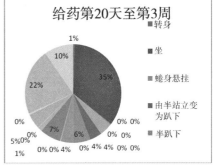

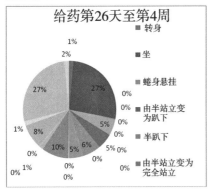

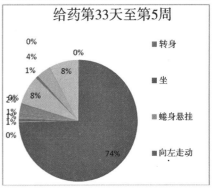

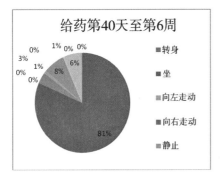

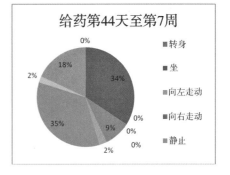

图 5-7 采用 PrimateScan 行为分析系统分析动物造模前后行为变化过程
(广东省科学院动物研究所 NHP 研究组提供)

给药前"悬挂"所占饼图的大部分区域，"坐"占有较少的区域；给药后第 1 周时，"悬挂"所占比例明显减少而"坐"比例明显增高；第 2 周时，"悬挂"比例占 2%，运动指标依旧有较高比例；第 3 周时，"坐"占据大部分比例而运动指标明显减少；第 4 周时，"坐"指标依旧高而"踱步"指标明显降低；第 5 周时，"坐"与"暂停"几乎占据所有饼图区域；第 6 周时，3 种静止指标占据 90% 以上；第 7 周时，给予美多芭治疗后运动性指标部分恢复，3 种静止指标所占比例趋向平衡（图 5 - 7）。

　　从平均速度图可以观察到，随着造模后给药时间的延长，运动速度出现了明显的降低趋势，提示 PD 模型灵长类动物造模成功后的运动量逐渐减低、运动迟缓（图 5 - 8）。

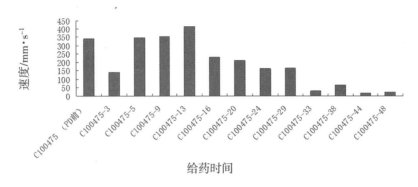

图 5 - 8　慢性 PD 灵长类动物模型运动速度

（广东省科学院动物研究所 NHP 研究组提供）

　　从运动路程图可以观察到，随着造模后给药时间的延长，动物的运动路程出现了明显的降低趋势，提示 PD 灵长类动物模型造模成功后的运动量明显减低（图 5 - 9）。

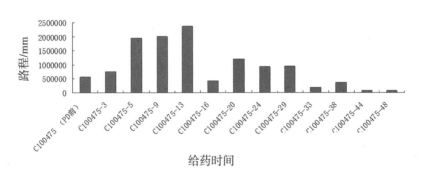

图 5 - 9　慢性 PD 灵长类动物模型运动路程

（广东省科学院动物研究所 NHP 研究组提供）

（二）影像学分析

1. 头颅 MRI 检查

应用飞利浦 Achieva 3.0T TX 全身磁共振成像仪，自旋回波（spin echo, SE）脉冲序列，获得头颅横断位和冠状位的 T1WI，快速自旋回波（turbo spin echo，TSE）脉冲序列，获得横断位和冠状位的 T2WI。T1WI：TR 450 ms，TE 15 ms；T2WI：TR 4 000 ms，TE 90 ms；层厚 1.0 mm，无间隔。为提高图像的信噪比，以获得高质量的图像，增加采集信号至 4～5 次，每次总检查时间约 1.5 h。MR 检查前，给予动物盐酸氯胺酮（8 mg/kg 体重）肌内注射麻醉，MR 检查分别在术前、术后建造模型成功后进行，对比造模前后 PD 灵长类动物模型中脑黑质 MR 影像学变化，MR 检查结果进一步用于后续脑功能网络图谱分析。正常动物中脑黑质在 3.0T MR T2WI 影像上呈现清晰的"八"字形低信号区域，与周围结构形成鲜明对比。慢性 PD 灵长类动物中脑黑质两侧黑质面积均缩小，内部均有多发局灶性高信号，其他脑内结构未见异常改变（图 5-10）。

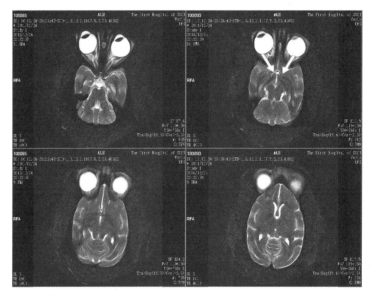

图 5-10 慢性 PD 灵长类动物 3.0T MR T2WI 影像

中脑黑质"八"字形低信号区域显示不清晰（箭头），可见局灶性高信号，其他脑内结构未见异常改变。（广东省科学院动物研究所 NHP 研究课题组提供）

2. 头颅 PET-CT 成像检查

^{18}F - 多巴制备：L - 多巴购于 Sigma 公司。发射正电子核素 ^{18}F（T1/2 = 110 min）由专业实验室用加速器生产。6 - ^{18}F - 多巴制备根据 Adam 等方法加以改良，用 ^{18}F - 乙酰经亲电子氟化反应获取放化纯度大于 99% 和高比活度（37～74 TBq·mmol^{-1}）^{18}F - 多巴，其各种理化性能和药理作用均符合美国药典要求。

显像方法：实验动物空腹 6 h，肌内注射 8 mg/kg 氯胺酮麻醉后，由一侧股静脉快速注入 74 MBq ^{18}F - 多巴 5 mL，60 min 后加用 50 mg 苯巴比妥钠深入麻醉后行 SPE 显像，将动物固定于检查床上。仪器为 PHILIPS 公司 GEMINI GXL-16 型 PET-CT，首先进行脑部 CT 扫描（120 kV，250 mAs，层厚 0.75 mm，0.5 秒/转，螺距 1.25），用于 PET-CT 图像的衰减矫正和融合定位。PET-CT 扫描以 3D 模式进行，扫描视野（FOV）

为180 mm，最后利用线性响应最大似然估计算法（LOR-RAMLA）重建算法进行图像重建，得到分辨率为 2 mm × 2 mm × 2 mm 的脑部 PET 图像。慢性 PD 灵长类动物造模前后 PET-CT 检测结果如图 5 – 11 所示。

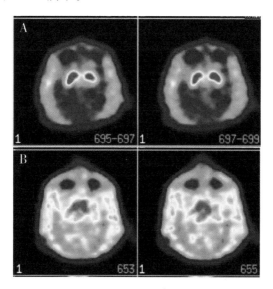

图 5 – 11　慢性 PD 灵长类动物造模前后 PET 检查结果

A. 造模前动物脑多巴胺受体断层影像造模成功前动物 PET 显像，60 min 大脑皮层、小脑及纹状体均可见明显的放射性摄取，图像清晰，脑内富集多巴胺受体的纹状体内放射性浓集，分布均匀，两侧对称；B. 造模成功后动物脑多巴胺受体断层影像，造模成功后动物双侧纹状体区放射性摄取减低，两侧分布不均匀。（广东省科学院动物研究所 NHP 研究组提供）

（三）电生理检测

丘脑底核（subthalamic nucleus，STN）神经电活动异常与帕金森病密切相关，其局部场电位（local field potentials，LFPs）信号具有高时间分辨率和高空间分辨率的特点，可提供丰富的神经元振荡电活动信息。

术后第 4 周时，将 PD 灵长类动物模型在全麻下左侧 STN 植入深部脑刺激电极（美国 Medtronic 公司）。用牙科水泥及钛合金锚定螺钉固定于颅骨上，自制保护金属保护帽保护电极末端，将电极颅骨外端临时盘绕于保护帽下（图 5 – 12）。每周采集局部场电位及脑电结果（图 5 – 13 至图 5 – 15），采用功率谱分析方法，确定与 PD 灵长类动物震颤相关的神经活动主要频段分布，分析局部场电位的节律性、平衡性及耦合性等局部神经网络特征。通过差异性统计分析，寻找 PD 灵长类动物模型制作前后局部场电位显著变化特征，分析 PD 灵长类动物各运动症状间的相关性。观察 STN 局部场电位在药物治疗下多频段节律性、平衡性及耦合性发生的变化，评价药物作用下 PD 灵长类动物脑功能状态受药物治疗的影响，以此描述神经波动与行为学症状间的关系。

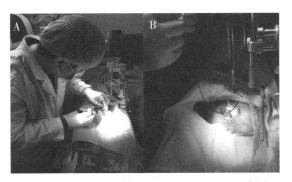

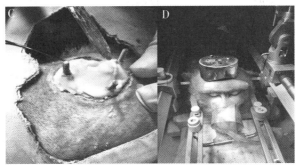

图 5-12　慢性 PD 灵长类动物模型全麻下左侧 STN 植入深部脑刺激电极

A. 通过脑立体定位仪定位, 将 4 触点脑刺激电极植入 PD 猴左侧丘脑底核, 电极以牙科水泥固定于颅骨;
B. 安装不锈钢锚定螺钉固定于颅骨上; C. 用牙科水泥将电极固定于不锈钢锚定螺钉; D. 将电极颅骨外端临时固定于自制金属保护帽下。(广东省科学院动物研究所 NHP 研究课题组提供)

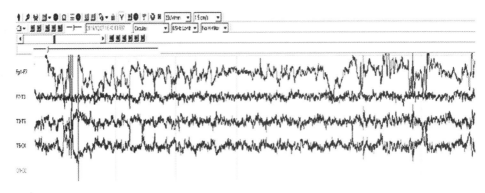

图 5-13　清醒状态下慢性 PD 灵长类动物模型 STN 局部场电位

(广东省科学院动物研究所 NHP 研究组提供)

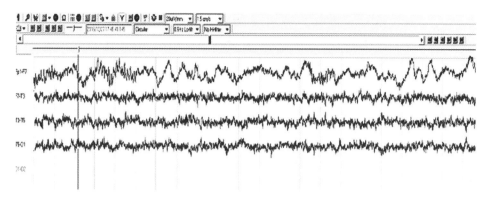

图 5 - 14　麻醉状态下慢性 PD 灵长类动物模型 STN 局部场电位

(广东省科学院动物研究所 NHP 研究组提供)

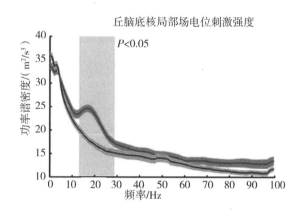

图 5 - 15　局部场电位分析

清醒状态下慢性 PD 猴 STN 脑区特征性 β 频段功率谱密度增加，出现了帕金森病特征性电生理指标。

(广东省科学院动物研究所 NHP 研究课题组提供)

（四）阳性药物诊断性治疗

PD 猴出现帕金森病行为（如运动迟缓、静止性震颤等）时，用治疗 PD 的阳性药物美多芭（Madopar）进行干预，口服 125 mg，bid，可明显改善其帕金森病运动障碍，如运动迟缓、静止性震颤和姿势改变等。阳性药物验证结果：第 7 周时，给予美多芭治疗后运动性指标部分恢复，3 种静止指标所占比例趋向平衡。

（五）病理检查

慢性 PD 猴建模结束后，肌内注射 8 mg/kg 氯胺酮过量麻醉后，用戊巴比妥钠水溶液（剂量：0.4～0.5 mL/kg）进行静脉注射，待动物出现意识完全消失、心跳停止后，立即放血打开胸腔，用生理盐水 3 000 mL 冲洗血管腔，4% 多聚甲醛 3 000 mL 通过左心室对模型动物进行灌注固定，取出大脑，标本置于中性福尔马林溶液固定，对照食蟹猴脑解剖图谱，分离黑质区、尾状核及壳状核（尾壳核）脑组织块，制成石蜡切片，进行 HE 染色（图 5 - 16）、尼氏（Nissl）染色（图 5 - 17）。

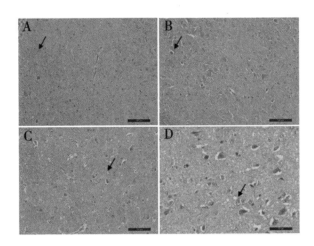

图 5-16 慢性 PD 灵长类动物模型尾壳核和黑质组织病理分析结果

左脑尾壳核（A）及黑质（C）可见少量神经元细胞变性，嗜酸性增强；右脑尾壳核（B）及黑质（D）可见少量神经元细胞变性，嗜酸性增强。（广东省科学院动物研究所 NHP 研究组提供）

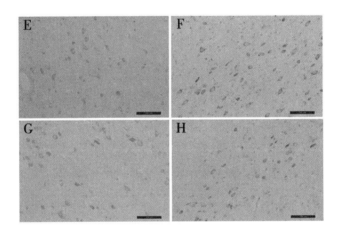

图 5-17 慢性 PD 灵长类动物模型尼氏染色

E. 尾壳核左侧；F. 尾壳核右侧；G. 黑质左侧；H. 黑质右侧。神经元明显减少，尼氏小体减少。（广东省科学院动物研究所 NHP 研究组提供）

1. HE 染色

光镜下可见 PD 猴的黑质致密部的神经细胞数明显减少，残留神经元变性，轻度胶质细胞增生，黑质纹状体区多巴胺神经元较正常侧减少。

2. 尼氏（Nissl）染色

从 HE 染色和尼氏染色结果可以看出，帕金森模型猴的尾壳核和黑质均可见异常变化，主要为尾壳核和黑质神经元减少，残存的部分神经元变性坏死，嗜酸性增强，左右脑尾壳核和黑质未见明显差异。

PD 是一种仅次于阿尔茨海默病（alzheimer disease，AD）的第二大神经退行性疾病。其主要发生于 60 岁以上的老龄人群，随着人口平均寿命的延长和老龄化的出现，PD 的发病率出现上升趋势，引起各国学者的高度重视。目前，其具体发病机制尚不完全清楚，由于人脑标本难以取得，限制了对其病因、发病机制、治疗方案的研究，因此，建立一种理想的动物模型模拟 PD 患者病理病程、生理生化等特点，对 PD 研究非常有价值。MPTP 是目前公认的研究 PD 最好的造模试剂，且特别适用于制作 PD NHPs 模型。笔者除选择公认的造模试剂 MPTP 制作 PD 模型外，还采用 PrimateScan 行为分析系统对动物造模前后的行为变化进行客观评价，将给药前后的临床症状进行自身对照分析，以定性指标为主，较为客观，是重要的评价依据之一。通过 PET-CT、SPECT 采用不同的放射示踪剂如 IBZM、^{18}F 标记的脱氧葡萄糖等可以有效检测大脑不同结构 DOPA、多巴胺受体 D2、多巴胺转运蛋白等的功能代谢情况。采用^{18}F － 多巴为示踪剂行 SPE 显像，可见 PD 猴纹状体区放射性摄取减低，两侧分布不均匀，证明本实验的造模方法具有可靠性。笔者还采用 Nissl 染色、TH 免疫组织化学检测，可见 PD 猴黑质神经元数目明显减少，残留神经元变性，或固缩坏死，可见噬细胞现象及胶质细胞增生，进一步验证了 PD 食蟹猴模型的可靠性。

参考文献

［1］ BETARBET R, SHERER T B, GREENAMYRE J T. Animal models of Parkinson's disease［J］. Bioessays, 2002, 24: 308 – 318.

［2］ TOLWANI R J, JABOWEC M W, PETZINGE R G M, et al. Experimental models of Parkinson's disease: insights from many models［J］. Lab Anim Sci, 1999, 49 (4): 363 – 371.

［3］ ANDEN N E. Effects of reserpine and a tyrosine hydroxylase inhibitor on the monoamine levels in different regions of the central nervous system［J］. Eur J PHarmcol, 1967, 1 (1): 1 – 15.

［4］ SCHWARTING R K, HUSTON J P. Unilateral 6-hydroxy-dopamine lesion of meso-striatal dopamine neurons and their physiological sequence［J］. Prog Neurobiol, 1996, 49: 215 – 266.

［5］ PREDBORSKI S, LEVIVIER M, FERREIRA M, et al. Dose dependent lesions of the dopaminergic nigrostriatal pathway induced by intrastriatal injection of 6-hydroxydopamine［J］. Neurosci, 1995, 67: 631 – 647.

［6］ OGATA A, TASHIRO K, NAKUZUMA S, et al. A rat model of Parkinson's disease induced by Japanese encephalitis virus［J］. Neurovirol, 1997, 3 (2): 141 – 147.

［7］ THIRUCHELVAM M, RICHFIELD E K, BAGGS K B, et al. The nigrostriatal dopaminergic system as a preferential target of repeated exposures to combined paraquat and maneb: implications for Parkinson's disease［J］. Neurosci, 2000, 20 (24): 9207 – 9214.

［8］ BETARBET R, SHERER T B, MACKENZIE G, et al. Chronic systemic pesticide

exposure reproduces features of Parkinson's disease［J］. Nat Neurosci, 2000, 3：1301 –
1306.

［9］ VAN DER PUTTEN H, WIEDERHOLD K H, PROBST A, et al. Neuropathology in
mice expressing human alpha-synuclein［J］. Neurosci, 2000, 20：6021 – 6029.

［10］ MASLIAH E, ROCKENSTEIN E, VEINBERGS I, et al. Dopaminergic loss and
inclusion body formation in alpha-synuclein mice：implications for neurodegener-ative
disorders［J］. Science, 2000, 287：1265 – 1269.

［11］ FEANY M B, BENDER W W. A Drosophila model of Parkinson's disease［J］.
Nature, 2000, 404：394 – 398.

［12］ CHEN S D, LE W D, XIE W J, et al. Experimental destruction of substantia nigra
initiated by Parkinson's disease immunoglobulins［J］. Arch Neurol, 1998, 55（8）：
1075 – 1080.

［13］ 刘军, 陈生弟, 刘振国, 等. 黑质注射脂多糖致大鼠黑质纹状体多巴胺含量下降
［J］. 中国临床神经科学, 2002, 10（2）：109 – 111.

［14］ BURNS R S, CHIUEH C C, MARKEY S P, et al. A primate model of parkinsonism：
selective destruction of dopaminergic neurons in the pars compacta of the substantia nigra
by 1-methyl-4-pHenyl-1, 2, 3, 6-tetrahydropyridine［J］. Proc Natl Acad Sci USA,
1983, 80（14）：4546 – 4550.

［15］ 史良琴, 罗启慧, 曾文, 等. MPTP 诱导慢性帕金森病恒河猴模型的初步建立
［J］. 浙江大学报（农业与生命科学版）, 2014, 40（3）：257 – 265.

［16］ 金兴山, 刘承伟. MPTP 建立帕金森病猴模型的研究进展［J］. 华夏医学, 2015,
28（5）：144 – 148.

［17］ 文富华, 邓怀福, 王红亮, 等. 多巴胺转运蛋白显像剂 11C-β-CFT 的全自动化合
成［J］. 同位素, 2011, 24（4）：193 – 197.

［18］ KASTNER A, HIRSCH E C, AGID Y, et al. Tyrosine hydroxylase protein and
messenger RNA in the dopaminergic nigral neurons of patients with Parkinson's disease
［J］. Brain Res, 1993, 606（2）：341 – 345.

［19］ KASTNER A, HERRERO M T, HIRSCH E C, et al. Decreased tyrosine hydroxylase
content in the dopaminergic neurons of MPTP-intoxicated monkeys：effect of levodopa
and GM1 ganglioside therapy［J］. Ann Neurol, 1994, 36（2）：206 – 214.

［20］ WOLFF J A, FISHER L J, XU L, et al. Grafting fibroblasts genetically modified to
produce L-dopa in a rat model of Parkinson disease［J］. Proc Natl Acad Sci USA,
1989, 86（22）：9011 – 9014.

［21］ JOYEE J N, MARSHALL J F, BANKIEWICE K S, et al. Hemi-parkinsonism in a
monkey after unilateral caroticartery infusion of methy-14-pheny-1 1, 2, 3, 6-
tetrahydropyridine（MPTP）is associated with regional ipsilated chanfes in striatal
dopamine D-2 receptor density［J］. Brain Res, 1986, 382（2）：360 – 364.

［22］ TOLWANI R J, JABOWEC M W, PETZINGER G M, et al. Experimental models of Parkinson's disease：insights from m any mode1s ［J］. Lab Anim Sci, 1999, 49（4）：363 – 371.

［23］ PREDBORSKI S, LEVIVIER M, FERREIRA M, et al. Dose dependent lesions of the dopaminergic nigrostriatal pathway induced by intrastriatal injection of 6-hydroxydopamine ［J］. Neurosci, 1995, 67：631 – 647.

［24］ THIRUCHELVAM M, RICHFIELD E K, BAGGS K B, et al. The nigrostriatal dopaminergic system as a preferential target of repeated exposures to combined paraquat and maneb：Implications for Parkinson's disease ［J］. J Neurosci, 2000, 20（24）：9207 – 9214.

［25］ HARTVIG P, LINDQUIST N G, AQUILONIUS S M, et al. Distribution of 1-methyl-4-phenyl-1, 2, 3, 6-tetrahydropyridine in experimental animals studied by postiron emission tomography and whole body autoradiography ［J］. Life Sci, 1986, 38（1）：89 – 97.

［26］ CHEN S D, ZHOU X D, XU D L, et al. Hemiparkinsonism in monkeys following unilateral common carotid artery infusion of MPTP：behavior. biochemistry and histology ［J］. Chin Med, 1991, 104：758 – 853.

［27］ DUGUID J R, DE L A PAZ R, DE GROOT J. Magnetic resonance imaging of the midbrain in Parkinson's disease ［J］. Ann Neurol, 1986, 20：744 – 747.

［28］ MEEGALLA S K, PLOSSL K, KUNG M P, et al. Synthesis and characterization of technetium-99m-labeled tropanes as dopamine transporter-imaging agents ［J］. Med Chem, 1997, 40（1）：9 – 15.

［29］ FISCHMAN A J, BABICH J W, ELMALEH D R, et al. SPECT imaging of dopamine transporter sites in normal and MPTP-treated rhesus monkeys ［J］. Nucl Med, 1997, 38：144 – 150.

［30］ KUNG H F, KIM H J, KUNG M P, et al. Imaging of dopamine transporters humans with 99mTc-TRODAT-1 ［J］. Eur Nucl Med, 1996, 23：1527 – 1530.

［31］ 王维, 于小平, 毛俊, 等. 偏侧帕金森病猴模型的影像学对比研究 ［J］. 中华放射学杂志, 2003, 37（1）：5 – 10.

［32］ 方平, 吴春英, 陈正平, 等. 多巴胺转运蛋白显像剂^{99m}Tc-TRODAT-1 的制备和动物实验 ［J］. 中华核医学杂志, 1999, 19：146 – 148.

［33］ CUMMING P, MUNK OL, DOUDET D. Loss of metabolites from monkey striatum during PET with FDOPA ［J］. Synapse, 2001, 41（3）：212 – 218.

［34］ EIDELBERG D, MOELLER J R, ISHIKAEA, et al. Assessment of disease severity in Parkinsonism with 18F-fluorodeoxyglucose and PET ［J］. Nucl Med, 1995, 36（3）：378.

［35］ EDELBERG D, MOELLER J R, ISNIKAWA T, et al. Early differential diagnosis of

Parkinson's disease with ^{18}F-fluorodeoxyglucose and positron emission tomography [J]. Neurology, 1995, 45: 1995 – 2004.

[36] EIDELKRG D, MOELLER J R, DHAWAN V, et al. The metabolic topopmphy of parkinsonism [J]. Cereb Blood Flow Metab, 1994, 14: 783 – 801.

[37] EIDELBERG D, MOELLOR J R, ISNIKAWA T, et al. Assessment of disease severity in parkinsonism with fluorine-18-fluorodeoxyglucose and PET [J]. Nucl Med, 1995, 36: 378 – 383.

[38] EBERHARDT O, SCHULZ J B. Apoptotic mechanisms and antiapoptotic therapy in the MPTP model of Parkinson's disease [J]. Toxicology letters, 2003 (139): 135 – 151.

[39] LEHERICY S, VAILLANCOURT D E, SEPPI K, et al. The role of high-field magnetic resonance imaging in parkinsonian disorders: pushing the boundarics forward [J]. Mov Disord, 2017, 32 (4): 510 – 525.